W0205747

Josef Pössl, Norbert Mai

Rehabilitation im Alltag

Gespräche mit Angehörigen hirngeschädigter Patienten

borgmann

© 1996 borgmann publishing GmbH, 44139 Dortmund

Gesamtherstellung: Löer Druck GmbH, Dortmund

Bestell-Nr. 8542 ISBN 3-86145-112-3

Urheberrecht beachten!
Alle Rechte der Wiedergabe, auch auszugsweise und in jeder Form, liegen beim Verlag. Mit der Zahlung des Kaufpreises verpflichtet sich der Eigentümer des Werkes, unter Ausschluß des § 53, 1-3, UrhG., keine Vervielfältigungen, Fotokopien, Übersetzungen, Mikroverfilmungen und keine elektronische, optische Speicherung und Verarbeitung, auch für den privaten Gebrauch oder Zwecke der Unterrichtsgestaltung, ohne schriftliche Genehmigung durch den Verlag anzufertigen. Er hat auch dafür Sorge zu tragen, daß dies nicht durch Dritte geschieht.

Zuwiderhandlungen werden strafrechtlich verfolgt und berechtigen den Verlag zu Schadenersatzforderungen.

Inhalt

Reihenvorwort der Herausgeber

Therapeutische Arbeit in der neurologisch-neuropsychologischen Rehabilitation ist in hohem Maße auf die Verfügbarkeit geeigneter Diagnostik- und Therapiematerialien angewiesen. Die Vielfalt der diagnostischen Aufgaben, denen Therapeuten in ihrer klinischen Tätigkeit gegenüberstehen, reicht von der gründlichen Anamnese über die Erhebung von kriteriumsorientierten Leistungsprofilen und therapierelevanten Funktionsparametern bis zur Einschätzung der funktionellen Relevanz und der individuellen Auswirkungen einer Hirnleistungsstörung im Alltag. Ebenso vielfältig sind die Anforderungen an die Behandlung hirngeschädigter Patienten: Um die Patienten effektiv behandeln zu können, müssen Therapeuten auf eine breite Palette von Übungsprogrammen, Materialien und Beschreibungen therapeutischer Vorgehensweisen zurückgreifen können und geeignetes Informationsmaterial für Patienten und Angehörige zur Hand haben.

Der Bedarf an klinisch einsetzbaren Materialien, die eine so breitgefächerte Arbeit unterstützen können, wird nur zu einem geringen Anteil durch publizierte, allgemein erhältliche Produkte gedeckt. Vieles von dem, was Therapeuten täglich nutzen, besteht aus selbst zusammengestellten oder aus zweiter Hand übernommenen Provisorien. Und vermutlich „geistert" so mancher gut durchdachte und praxiserprobte Ansatz als „Lose-Blatt-Sammlung" durch Rehabilitationseinrichtungen, ohne wirklich systematisch und von einem breiten Anwenderkreis genutzt werden zu können. Die gezielte Verbreitung solcher Entwicklungen wird durch den Umstand erschwert, daß sie für eine Publikation in einer Fachzeitschrift in der Regel zu umfangreich sind.

Mit der Reihe ***EKN-Materialien für die Rehabilitation*** haben wir uns vorgenommen, ein Forum für ausgereifte und praxisnahe Produkte in der neurologisch-neuropsychologischen Rehabilitation zu schaffen. Die Reihe ist für alle beteiligten Fachdisziplinen - Medizin, Psychologie, Ergotherapie, Logopädie, Krankengymnastik - offen und kann alle denkbaren Medien - Texte und Fragebögen, Bildmaterial, Video- und Tonbandkassetten oder PC-Programme - umfassen.

Die Herausgeber der Reihe sind Mitglieder der *Entwicklungsgruppe Klinische Neuropsychologie (EKN)* (Leiter: Dr. Wolfram Ziegler) der Abteilung für Neuropsychologie am Städtischen Krankenhaus München-Bogenhausen. Der Kreis der Autoren unserer „EKN-Materialien" soll jedoch nicht auf die Mitarbeiter dieser Abteilung beschränkt bleiben; es sind vielmehr alle willkommen, die durch ein geeignetes „Produkt“ zur Verbesserung der Diagnostik und Therapie neuropsychologischer Patienten beitragen können.

München, März 1996

Norbert Mai, Wolfram Ziegler, Georg Kerkhoff, Norbert Troppmann

Vorwort der Autoren

Eine Erkrankung oder Verletzung des Gehirns, z.B. infolge eines Schlaganfalls oder eines Schädel-Hirn-Traumas, betrifft nicht nur die Patienten selbst! Auch für die Angehörigen, seien es nun die Partner oder die Eltern, können sich sehr belastende Konsequenzen ergeben. Besonders bei der Auseinandersetzung mit den Spätfolgen einer Hirnschädigung sind die Angehörigen häufig auf sich allein gestellt. Oft haben sie nur wenig Kontakt zu den Mitarbeitern von Rehabilitationseinrichtungen, und ein Erfahrungsaustausch mit anderen betroffenen Familien kommt selten zustande.

Dies hat uns veranlaßt, Angehörige ehemaliger Patienten der Tagklinik des Städtischen Krankenhauses München-Bogenhausen anzuschreiben und um Mithilfe bei einem „Ratgeber“ für Partner und Eltern hirngeschädigter Patienten zu bitten. Die Idee war, daß gerade Partner und Eltern, die schon einige Erfahrungen im Umgang mit Problemen gesammelt haben, die auf die gesamte Familie zukommen, anderen Betroffenen wertvolle Anregungen geben können.

Dabei ging es um ganz praktische Fragen. Welche Auswirkungen auf den Alltag hat eine Hirnschädigung? Welcher Umfang an Hilfe ist wirklich notwendig? Was können die Angehörigen dem Patienten wieder zutrauen? Was kann man als Partner oder Eltern tun, wenn die Patienten bedrückt und niedergeschlagen sind? Woran liegt es, daß manche Patienten zunehmend gereizter werden oder gar aggressives Verhalten zeigen? Wo können die Angehörigen Hilfe bekommen? Wir interessierten uns für Ereignisse, wo die Partner oder Eltern sagen: „Das würde ich heute anders machen!“ oder „Das hätte mir einer früher sagen sollen!“. Vielleicht sind auch bestimmte Dinge in einer Familie ganz gut gelaufen, und dieser Weg ist weiterzuempfehlen.

Viele der angeschriebenen Angehörigen haben diese Idee spontan begrüßt und sich über einen Zeitraum von fast eineinhalb Jahren regelmäßig zu Geprächsrunden getroffen. Mit Einwilligung der Teilnehmer wurden die Schilderungen und Diskussionen während der Gruppensitzungen auf Tonband aufgenommen und anschließend abgeschrieben. Aus diesen Protokollen wurden Textpassagen entnommen, die die Erfahrungen der Angehörigen möglichst direkt wiedergeben sollen. Diese Texte mitsamt dem Begleitkommentar wurden in den Gruppen nochmals besprochen und auch anderen Angehörigen von Patienten aus der Tagklinik zur Stellungnahme vorgelegt. Die Ergebnisse dieser Gesprächsrunden sind im vorliegenden Buch zusammengefaßt.

Wir möchten mit diesem Buch vor allem auf die Probleme aufmerksam machen, die auf Seiten der Angehörigen bestehen; denn deren Befürchtungen, Sorgen und Anliegen bleiben im Rehabilitationsgeschehen meistens im Hintergrund. In erster Linie wenden wir uns an Partner oder Eltern hirngeschädigter Patienten, bei denen die medizinische Akutversorgung abgeschlossen ist. Wir werden zwar einige Themen aus der ersten Zeit aufgreifen, doch bildet die Phase der Rehabilitation und die Zeit danach, wenn der Alltag ohne die Hilfe der Klinik zu meistern ist, den inhaltlichen Schwerpunkt der folgenden Ausführungen. Wie bei anderen schwerwiegenden Erkrankungen auch, so zeigen die Schilderungen, daß die Betroffenen keineswegs nur hilflos sind. Vor allem hat sich bestätigt, daß sie oft viel direkter und anschaulicher über alltägliche Probleme und praktikable Lösungsansätze reden können als manche professionelle Helfer.

Die Vielschichtigkeit des Themas ist mit der üblichen Aufmachung eines Ratgebers, in dem einfach strukturierte Informationen und Ratschläge aufgelistet sind, nicht zu erfassen. Für die Auseinandersetzung mit den Spätfolgen einer Hirnschädigung kann es keine Standardlösungen oder Patentrezepte geben, die für alle Betroffenen und alle Problemsituationen gleichermaßen passen. Aus diesem Grunde möchten wir dieses Buch als Begleiter verstanden wissen, das nicht unbedingt von Anfang bis Ende systematisch durchgelesen werden muß. Beginnen Sie durchaus an einer für Sie in Ihrer Situation interessanten Stelle, vielleicht werden Sie von einigen Schilderungen angesprochen und wollen dann genauer nachlesen. Hierfür haben wir am Rande des Textes relevante Stichworte aufgeführt, so daß Ihnen die Übersicht erleichtert wird.

Mit diesem Buch wollen wir alle Beteiligten, d.h. Patienten, Angehörige, professionelle Helfer, anregen, viel mehr miteinander zu reden, und zwar nicht nur über medizinische Fragen. Über entscheidende Punkte bei der Bewältigung des Alltags wird geschwiegen, gerade während der Rehabilitation, wenn so manches noch in die Wege geleitet werden könnte. Viele Schwierigkeiten in der Familie werden als Privatsache angesehen, obwohl durch die Auswirkungen einer Hirnschädigung auch das Zusammenleben betroffen sein kann. Angesprochen sind deshalb ebenso alle professionellen Helfer wie Ärzte, Psychologen, Ergotherapeuten, Sprachtherapeuten, Krankengymnasten usw., die in der neuropsychologischen Rehabilitation tätig sind. Es besteht ja allzu leicht die Gefahr, bei der Arbeit mit den Patienten die Familie aus den Augen zu verlieren.

Unser herzlicher Dank gilt allen Angehörigen für ihre engagierte Mitwirkung in den Gruppensitzungen. Die regelmäßige Teilnahme und die positiven Rückmeldungen bestätigen die Wirksamkeit dieser Form einer Angehörigenbetreuung, die fortan in der Tagklinik des Städtischen Krankenhauses München-Bogenhausen fest eingerichtet werden soll. An dieser Stelle möchten wir uns ebenso für die Unterstützung durch folgende Mitarbeiter der Abteilung für Neuropsychologie besonders bedanken. Bei der Gestaltung der Angehörigentreffen war Frau Dr. U. Arnold tatkräftig beteiligt, ebenso Frau B. Kaßecker, Frau U. Kursawe, Frau S. Jürgensmeyer, Frau U. Schneider sowie Herr M. Krzemien (Stiftung Pfennigparade). Für die sorgfältige Abschrift der Tonbandaufnahmen und die stetige Diskussionsbereitschaft über den Inhalt dieses Buches danken wir herzlich Frau C. Black, Frau B. Steidle, Frau S. Holzleiter und insbesondere Frau P. Königs. Zum Gelingen dieses Buches hat Frau Dr. M.-C. Bertau sowohl als betroffene Angehörige als auch als wissenschaftliche Mitarbeiterin wesentlich beigetragen. Die redaktionelle Überarbeitung lag bei Frau K. Günther in vertrauenswürdigen Händen. Schließlich gilt unserer besonderer Dank der **Robert Bosch Stiftung**, die durch eine Sachbeihilfe die Durchführung der Angehörigentreffen und die Erarbeitung dieses Buches möglich gemacht hat.

München, März 1996
Josef Pössl, Norbert Mai

1. Kapitel

Die ersten Wochen – zwischen Hoffen und Bangen

Es gibt nur wenige kritische Ereignisse, die solch einen abrupten und gravierenden Einschnitt ins Leben darstellen wie eine Verletzung oder Erkrankung des Gehirns. Dennoch nehmen die Patienten von dem, was in den ersten Stunden und Tagen passiert, nur wenig bewußt wahr oder sie können sich später kaum mehr daran erinnern.

Das ist für die Angehörigen ganz anders: die Nachricht vom Unfall oder das plötzliche Einsetzen von Symptomen eines Schlaganfalls, der Notarzt, schließlich das Krankenhaus mit der Notfall- und Intensivstation, die Hektik der Klinikmitarbeiter und die völlig fremde Umgebung, das angstvolle Warten auf die ersten Informationen – dies alles wirkt wie ein Schock noch lange Zeit nach.

die ersten Stunden

„Die erste Zeit, ja, ich war schockiert und auch betäubt. So genau, glaube ich, kann man das gar nicht beschreiben. Zuerst die Nachricht: „Lebensgefährlich verletzt!“, dann kommt man 'rein, sieht den mit dem Schlauch, mit der Lungenmaschine. Das war der nächste Schreck. Man hängt völlig in der Luft, und man hat schon immer Angst, die Tür aufzumachen: In welchem Zustand wird er heute sein?“

Zuerst geht es allein darum, das Überleben zu sichern, denn alle lebenswichtigen Vorgänge wie Atmung und Herzschlag sind vom Gehirn abhängig. So dienen die verschiedenen medizinischen Geräte auf der Intensivstation dazu, die ausgefallenen Körperfunktionen solange zu ersetzen, bis das Gehirn zur selbständigen Regelung wieder instande ist. Bis dieses erste Ziel erreicht ist, können mehrere Tage oder sogar Wochen vergehen, manchmal dauert es noch länger.

das Überleben muß gesichert werden

Koma

Das Beunruhigende dabei ist, daß sich die Patienten im Zustand tiefer Bewußtlosigkeit (Koma) befinden. Die Angehörigen werden beim Krankenbesuch anscheinend überhaupt nicht registriert, geschweige denn erkannt. Die Patienten reagieren nicht auf Worte, eine Kontaktaufnahme so wie gewohnt ist nicht möglich. Äußerst verunsichernd und befremdend ist es zudem, wenn die Patienten, obwohl sie nicht ansprechbar sind, die Augen geöffnet haben.

„Unser Sohn hat uns groß angeguckt, wir haben nicht gewußt, erkennt er uns oder erkennt er uns nicht. Später, immer noch im Koma, hat er dann mal gelächelt, aber auch wenn eine Schwester hereinkam, hat er die angelächelt. Also in der ersten Zeit haben wir natürlich auf jedes, ja auf jedes Zeichen gewartet."

den Kontakt wiederfinden

Die Angehörigen versuchen oft ganz intuitiv, über verschiedene Wege den Kontakt zu den Betroffenen wiederzufinden. Auch wenn vorerst keine Antwort zu erwarten ist, sprechen sie mit den Patienten, lesen ihnen etwas vor oder berühren sie. Manchmal bringen sie auch vertraute Dinge in die Klinik mit.

„Wir haben ein Poster aus seinem Zimmer entfernt und haben es im Krankenhaus bei ihm hingehängt."

„Haben wir auch gemacht, und Kassetten, da haben die Freunde drauf gesprochen, und die Musik, die er gern gehört hat."

Bei all diesen Bemühungen bleibt jedoch lange die Unsicherheit bestehen, ob denn die Patienten etwas davon bemerken.

„Ich wußte ja gar nicht, ob mein Sohn das alles kapiert hat, es gab ja eigentlich keine Reaktion. Man steht so machtlos da, man kann nichts tun, aber sie tun einem so leid."

Auch wenn die Patienten aus dem Koma zu erwachen beginnen, ist es nicht so, wie man es bei einer Narkose erwartet und vielleicht schon mal bei anderen oder sogar bei sich selbst erlebt hat. Ein unvermittelter Übergang zwischen dem Zustand des Komas und dem Zustand bewußter Wachheit ist selten. Die Patienten sind irgendwie verändert, zuweilen apathisch oder auch sehr unruhig.

Wiederaufwachen aus dem Koma

„Und mit den Füßen, ständig sind die hin und her gegangen. Da haben die Pfleger gesagt, ja, wer mit den Füßen fest herumarbeitet, der kommt auch wieder auf die Füße, er wird zwar keinen Baum mehr hinaufsteigen, haben die gemeint, zum Gehen könnte er aber wieder kommen.“

Manche Patienten sind auch nach dem Koma zeitweise stark verwirrt und desorientiert. Sie wissen nicht, wo sie sich befinden oder warum sie hier im Krankenhaus sind. Die sprachliche Verständigung klappt nicht wie gewohnt. Manche Patienten können gar nicht oder nur schwer verständlich sprechen. Auch scheinen sie vieles, was zu ihnen gesprochen wird, nicht zu verstehen. Ein längeres Gespräch jedenfalls ist kaum möglich.

zeitweise verwirrt

ein Gespräch ist kaum möglich

„Die erste Zeit ging es eigentlich noch, weil da war fast keine Reaktion, aber in der Zeit, wo man sieht, der braucht was und der will was und hat ein Problem, und man braucht eine Stunde, bis man drauf kommt, also das war fürchterlich.“

Einige Erkrankte können sich an Ereignisse der vergangenen Tage nicht mehr erinnern und manche scheinen sogar Freunde und Bekannte, die zu Besuch gekommen sind, nicht zu erkennen. Andere Patienten wiederum sind nicht in der Lage, sich fortzubewegen. Häufig ist eine Körperseite gelähmt, oder die Bewegungen der Arme und Beine sind unkoordiniert, doch man sieht keine äußeren Verletzungen.

Erinnerungslücken

„Man kommt in die Intensivstation, man kommt ans Krankenbett und dann wird man gebeten: „Helfen sie mal, dies oder jenes zu machen.“ Sie sehen also den hilflosen Körper, muß ich jetzt mal sagen, sie können sich gar nicht vorstellen, daß alles gelähmt ist, daß da gar nichts mehr geht und daß das nochmal kommen soll.“

Lähmungen

Selbst grundlegenden Dinge wie Essen und Trinken bereiten Schwierigkeiten.

„Beim Essen und Trinken hat sich unser Sohn immer verschluckt. Er hat sich richtig angestrengt, aber es war halt hinten alles zu. Ich hab' gedacht, der erstickt mir, das hat sich Gott sei Dank mit der Zeit gegeben.“

In den Gesprächen unserer Angehörigengruppen wurde diese erste Zeit häufig zum Thema gemacht. Es ist ja vieles ganz anders als bei den üblichen Erkrankungen oder Verletzungen, bei denen die Patienten Schmerzen haben mögen, vielleicht erschöpft und müde sind, aber man kann sich mit ihnen austauschen, ihr Befinden nachfühlen, und sie bzw. er ist im Grunde doch der Mensch, wie die Angehörigen ihn kennen.

Nach einer Verletzung des Gehirns, nach einem Schlaganfall oder einer anderen Hirnerkrankung funktioniert selbst das Gewohnte nicht mehr. Das Verhalten der Patienten ist manchmal unverständlich, einiges ist völlig fremd und macht Angst. In den Schilderungen der Angehörigen kam immer wieder deutlich zum Ausdruck, wie schwierig es war, sich ein Bild von dem zu machen, was eigentlich passiert ist, was das alles zu bedeuten hat und auf was man sich einzustellen hat. Selbst von den Ärzten kam entgegen den Erwartungen häufig wenig Konkretes.

manches ist fremd und macht Angst

„Die Ärzte, wenn sie ihre Großvisite gemacht haben, da sind wir schon dagesessen. „Sollen wir was sagen, sollen

wir nichts sagen?“ Und bei den anderen, wo was zum Rumschnipseln war, da haben sie erzählt, dies und das, und wenn sie bei uns vorbei gegangen sind: „Ja, man kann nichts sagen, Sie wissen es ja selbst am besten.“ Und das ist so außerordentlich frustrierend. Man weiß überhaupt nicht, wie man das einordnen soll, die könnten dir doch irgendetwas sagen, aber konkret, nicht so pauschal.“

Neben der Unsicherheit über das weitere Schicksal des erkrankten Familienmitgliedes wurde von vielen Angehörigen beklagt, daß sie nicht recht wußten, was sie in dieser Phase außer Warten und Hoffen effektiv hätten tun können. Nicht jeder traut sich, die Ärzte oder Pflegekräfte zu fragen, welchen Beitrag man selbst leisten kann.

welchen Beitrag kann man leisten?

„Man sitzt den ganzen Tag so am Krankenbett, und dann hat man so gedanklich irgendeine Verbesserung im Kopf: „Das könntest du vielleicht jetzt so machen, oder das wäre besser.“ Aber man hat eine unheimliche Hemmschwelle, das zu sagen. Und es kommt halt immer drauf an, welchen Arzt man dann in welcher Lage erwischt. Manche kommen von selber und sagen, „Na, wie geht's?“ Die stellen dann praktisch schon ein bisserl eine Beziehung her, und dann traut man sich was sagen, und andere eben nicht. Manches Mal bin ich reingegangen, habe gesagt: „Ich habe mir gedacht, vielleicht könnten wir das so und so machen.“ „Jaja, das können Sie schon machen.“ Ein anderes Mal schaut sie dich an: „Da habe ich jetzt keine Zeit dafür, das muß ich mir erst überlegen.“ Einmal geht es gut und einmal geht's schlecht. Das ist so. Man geht ständig eine Gratwanderung, täglich spaziert man die ab.“

Gratwanderung

Diese Hemmschwelle zu überwinden und eigene Vorschläge einzubringen ist nicht leicht. Hier hängt vieles von den Ärzten und dem Pflegepersonal ab, obwohl die Angehörigen grundsätzlich davon ausgehen können, daß ihre Hilfe die Arbeit des Pflegepersonals im Krankenhaus sinnvoll ergänzen kann und auch erwünscht ist.

„Wir haben uns abgelöst fast rund um die Uhr, auch mit Freunden, um die Betreuung zu geben, die die Schwestern nicht bringen konnten. Das lief so Hand in Hand, das war sehr gut. Also man kann durchaus aktiv etwas beisteuern, und wir hatten den Eindruck, daß die Schwestern und Pfleger schon dankbar waren."

niemand ist darauf vorbereitet

Für die Angehörigen bringen die ersten Wochen eine Reihe schwierigster Anforderungen völlig neuer Art. Darauf ist niemand vorbereitet. Jeder wird versuchen, seinen Kräften gemäß und auf persönliche Art und Weise damit umzugehen. Einige Angehörige wollen möglichst viel Zeit am Krankenbett bei ihrem betroffenen Partner oder Kind verbringen. Andere Menschen brauchen jedoch auch Abstand und wollen sich auf kurze regelmäßige Besuche beschränken. Einige Angehörige haben zudem aus beruflichen oder anderen Gründen nicht immer soviel Zeit.

„Ich kann mich erinnern, als unser Sohn noch stationär lag, wie schwer es da war, weil, sie hatten ja kein Zeitgefühl, und dann jedesmal, wenn wir gehen wollten, dann hat er gemeint: „Bleib doch noch, wieso gehst du jetzt schon?" Und wo gar keine Einsicht da war, daß man gehen mußte. Dann habe ich gesagt: „Ich muß einfach was zu essen kochen." Heute würde ich jedem den Rat geben: Machen Sie sich einfach davon mal frei und gehen Sie eine halbe Stunde früher. Sie müssen auch mal Ihre Interessen wahrnehmen. Ich habe damals auch gedacht: Das muß sein und das kann nicht anders sein. Und jetzt, da denke ich anders: Das wäre schon mal möglich, einen Tag nicht so lange dort zu sein."

Schwierigkeiten mit der Verständigung

Im Hinblick auf die Frage, was die Angehörigen tun können, werden die Schwierigkeiten bei der Verständigung mit dem Patienten als eine große Belastung erlebt. Für die professionellen Helfer, Pflegepersonal und Ärzte, ist der Umgang mit Patienten in dieser Situation vertrauter Alltag. Sie werden z.B. eine Minimalverständigung anstreben. Es kann aber durchaus sein, daß die Klinikmitarbeiter nicht unbedingt mitbekommen, wann und wo die Angehörigen Schwierigkeiten haben.

Gesten als Ersatz für Sprache

Darum kann es lange dauern, bis Ersatzmittel, wie Gesten, funktionieren. Zum Beispiel: Daumen nach oben heißt „ja", Daumen nach unten heißt „nein" und waagrecht heißt „egal". Auch andere Vorgehensweisen wie Augen- oder Kopfbewegungen wurden ausprobiert, um auf einer einfachen Ja-Nein-Basis zu erfahren, was der Patient gerne hätte oder auch nicht will. Dies kann für die Patienten in ihrer eingeschränkten Lage sehr bedeutsam sein. Wie schwierig ist es oft, ganz Grundsätzliches wie Hunger, vor allem Durst, Unwohlsein, Schmerzen herauszufinden; es kann ihr oder ihm zu warm oder zu kalt sein. Patienten klagen oft über aufgesprungene oder trockene Lippen und wünschen sich nichts sehnlicher als einen „Labello"-Stift.

Schmerzen

„Eine solche Situation hatten wir mit dem F., wo er sich überhaupt noch nicht äußern konnte. Durch den Aufprall ist auch das Fingergelenk beschädigt worden und wurde dann gleich am Anfang schon operativ wieder gerichtet. Dann hat er immer die Hand so hochgezogen. Wir haben gesagt: „Willst du das oder das?", aber er hat auf nichts reagiert. Und irgendwie sind wir dann drauf gekommen, daß er auch Schmerzen haben könnte, denn er hat ja wegen der Hand Schmerztabletten gekriegt. Und wenn die nachgelassen haben, hat er die Hand gehoben – er konnte ja nicht sagen: „Jetzt habe ich Schmerzen."

In dieser Zeit werden zunehmend die Angehörigen wichtig, weil sie es sind, die den Patienten am besten kennen, seine Vorlieben, seine Abneigungen. Sie können in manchen Fällen viel leichter erfassen, was die Betroffenen möchten. Sie können auf verschiedenen Wegen den Dialog wiederaufnehmen. Allerdings ist dies am Anfang oft mühsam, und nicht alles klappt auf Anhieb.

nicht alles klappt auf Anhieb

„Es war im Sommer schön warm. Da hat die Schwester gesagt, wir sollen mit ihm in den Park rausfahren – reden hat er noch nicht können – und da wollte er schon nicht in den Rollstuhl rein, mit den Füßen und mit den Händen hat er rumgehaut, und wir haben nicht gewußt, warum. Und erst später hat er dann gesagt, daß er sich damals geniert hat, er, so behindert, da vor anderen Leuten, und wir haben das nicht kapiert."

die Wünsche der Patienten können übersehen werden

Solche und ähnliche Episoden werden immer wieder beschrieben. Die Hilflosigkeit der Patienten verleitet uns Gesunde sehr schnell zu einem überfürsorglichen Verhalten, wobei die Wünsche und Bedürfnisse der Erkrankten aufgrund der häufigen Verständigungsprobleme übersehen werden können. Außerdem wird den Angehörigen in manchen Kliniken gesagt, daß die Patienten nach dem Aufwachen aus dem Koma nochmals die ganze Kindheit durchmachen. Der Nachteil dieser Erklärungen besteht darin, daß dies nicht für alle Patienten zutrifft oder nur in Teilaspekten. Die meisten Patienten empfinden auch in der Frühphase bei gewissen Dingen wie jeder Erwachsene:

„Irgendwann mußte der G. aufs Klo; konnte er natürlich nicht sagen, und dann ging halt einiges ins Bett, und das war ihm so peinlich. Später hat er erzählt, das Allerschlimmste, an was er sich erinnern konnte, war, „daß ich nicht allein aufs Klo gehen konnte, das war das Allerschlimmste."

Ein unbeholfenes Sprechen führt oftmals dazu, auch das Denken als beeinträchtigt anzusehen und somit den Betreffenden wie ein Kleinkind zu behandeln. Diese Verbindung trifft aber nach einer Hirnschädigung nicht immer zu. Für jeden Menschen ist es kränkend, wenn die eigenen angefangenen Sätze von anderen Personen zu Ende gebracht werden, damit es schneller geht und weil der andere schon zu wissen glaubt, was man sagen wird. Ähnlich verhält es sich, wenn Angehörige, Ärzte, Pflegekräfte oder Besucher am Krankenbett über den Patienten reden, als ob sie oder er nichts verstehen würde.

„Wenn die Patienten in dem Zustand sich nicht äußern können, sich auch gar nicht freiwillig bewegen können und nicht reagieren, da wissen wir noch lange nicht, ob er oder sie nicht trotzdem einiges erfaßt."

Manchmal wird auch auf Zeichen der Überforderung oder Erschöpfung der Patienten (Unruhe, Schwitzen, Wegdrehen des Kopfes) zu wenig geachtet. Da ihre Aufnahmefähigkeit zu Beginn meist begrenzt ist, kann es vorkommen, daß die Angehörigen unbeabsichtigt zu viel des Guten tun. Wir sprechen dies an, weil einige Patienten später über solche Schwierigkeiten berichtet haben. Überforderung

Wenn wir auf einige Aspekte aufmerksam machen, die in der Aufregung der Anfangsphase und in dem Wunsch zu helfen übersehen werden können, geht es uns grundsätzlich nicht um Schuldzuweisungen. Einige Leserinnen oder Leser mögen auch einwenden, daß diese Ratschläge für sie zu spät kommen, da ihr erkrankter Partner oder ihr Kind bereits über die erste Phase hinaus ist. Gerade die Bewahrung der Eigenständigkeit der Patienten wird uns jedoch im Verlauf dieses Buches immer wieder beschäftigen, so daß wir diese Problematik möglichst früh aufgreifen wollen.

Mit der Beschreibung einiger Gegebenheiten, auf die die Angehörigen achten sollten, muß gleichzeitig auf ein anderes wichtiges Problem eingegangen werden: Einige Angehörige machen sich später viele Gedanken, ob sie in dieser ersten Phase alles richtig gemacht und sich ausreichend um die Belange des Patienten gekümmert hätten. Wir haben schon deutlich zu machen versucht, wie schwierig es ist, herauszufinden, was die Patienen brauchen. Auch für die Ärzte und das Pflegepersonal gibt es noch wenig gesicherte Erkenntnisse, was die Patienten zu diesem frühen Zeitpunkt nach der Schädigung des Gehirns an Anregungen nötig haben, was sinnvoll ist und was eine Überforderung darstellt. Es ist daher weder sachgerecht, noch angemessen, angesichts einer solchen Ausnahmesituation von richtigem oder falschem Verhalten der Angehörigen zu sprechen.

2. Kapitel

Suche nach Informationen: Wie ist eigentlich der Verlauf nach einer Hirnschädigung?

Wir wissen nicht, welche Informationen Sie über eine Hirnerkrankung oder Hirnverletzung im allgemeinen und im speziellen Fall Ihres betroffenen Angehörigen bereits bekommen haben. Wir möchten deshalb in diesem Kapitel auf Grundlegendes eingehen, das uns für das Verständnis der Folgen einer Hirnschädigung sehr wichtig erscheint. Dies soll auch manchen Mißverständnissen hinsichtlich der Auswirkungen einer Hirnschädigung auf das weitere Leben der betroffenen Familie vorbeugen. Denn was weiß man schon normalerweise von einem Schädel-Hirn-Trauma, einem Schlaganfall oder anderen Erkrankungen des Gehirns?

Entscheidend ist, daß sich der Prozeß der Wiederherstellung nach einer Schädigung des Gehirns wesentlich von den meisten üblichen Erkrankungen oder Verletzungen unterscheidet. Bei einem Beinbruch oder bei einer Blinddarmentzündung beispielsweise wird der Arzt Ihnen die Art der Organschädigung genau beschreiben und ziemlich präzise sagen können, welche Eingriffe notwendig sind und warum, was weiter geschieht, wie der Genesungsprozeß verlaufen wird und wann Sie voraussichtlich wieder gesund sind, falls keine Komplikationen auftreten. Bei Befolgung der ärztlichen Anordnungen (z.B. Medikamenteneinnahme, Diätvorschriften, Ruhepausen) hat man schließlich überwiegend passiv den Heilungsprozeß abzuwarten. Die Patienten und die Angehörigen können aber davon ausgehen, daß nach einem bestimmten Zeitraum der alte Zustand wiederhergestellt ist, wenn auch jede Art von Erkrankung eine gewisse Verunsicherung und Besorgnis mit sich bringt, ob denn wirklich alles gutgeht.

üblicher Krankheitsverlauf

Dieser Prozeß gestaltet sich nach einer Schädigung des Gehirns in vielen Punkten ganz anders. Dabei ist in der ersten Zeit nach dem Unfall oder der Erkrankung noch manches so, wie es von einer medizinischen Behandlung üblicherweise erwartet wird. Neben der Aktivität der Ärzte und des Pflegepersonals bleibt den Angehörigen vorerst nur das bange Warten und Hoffen, wobei das, was von den Mitarbeitern der Klinik über den Zustand des Patienten zu hören ist, oftmals schwer zu begreifen ist.

erworbene Hirnschädigung

Zur ersten Orientierung finden Sie in der folgenden Tabelle eine kurze Beschreibung der wichtigsten Ursachen einer erworbenen Schädigung des Gehirns. Diese Krankheitsbilder werden im Mittelpunkt der folgenden Ausführungen stehen. Mit dem Begriff „erworben" ist gemeint, daß diese Verletzungen oder Erkrankungen im Jugend- oder Erwachsenenalter aufgetreten sind. Damit werden diese Hirnschädigungen von solchen abgegrenzt, die bereits von Geburt an vorhanden sind, also z.B. vererbt sind oder durch Komplikationen in der Schwangerschaft bzw. bei der Geburt entstehen.

Koma

Jede Schädigung des Gehirns ist ein sehr ernstzunehmendes Problem. Patienten mit schweren Verletzungen befinden sich für mehrere Stunden, Tage oder auch Wochen in tiefer Bewußtlosigkeit (Koma). In diesen Fällen bedarf es einer Betreuung auf der Intensivstation, um das Überleben zu sichern. Hier hat die Notfallmedizin im Vergleich zu früher wesentliche Fortschritte erzielen können.

Verschiedene Ursachen einer erworbenen Hirnschädigung

Eine Schädigung des Gehirn kann durch zerebrovaskuläre (d.h. die Blutgefäße des Gehirns betreffende) Erkrankungen erfolgen. Hierfür werden die Begriffe Schlaganfall, Apoplex oder Insult gebraucht. Die Häufigkeit dieser Erkrankungen nimmt mit dem Alter zu, doch können davon auch jüngere Menschen betroffen sein. Nach verschiedenen Schätzungen muß in Deutschland jährlich mit einer Zahl von circa 200 000 Schlaganfallpatienten gerechnet werden.

Eine ausreichende Durchblutung des Gehirns ist notwendig, weil dadurch Sauerstoff und andere Substanzen zugeführt werden, die die Nervenzellen brauchen, um zu funktionieren. Bei einer Störung der Durchblutung des Gehirns (Ischämie), wenn sich die Blutgefäße immer mehr verengen (Arteriosklerose) oder wenn sie verstopft sind (Thrombose, Embolie), kann ein bestimmtes Gebiet des Gehirns nicht mehr versorgt werden. Dies hat zur Folge, daß dort die Nervenzellen geschädigt werden oder sogar ganz absterben (Hirninfarkt). Es kann auch vorkommen, daß eines der Blutgefäße des Gehirns an einer schwachen Stelle (z.B. Aneurysma) einreißt und Blut in das Gehirn gelangt. Man spricht dann von einer Hirnblutung. Auch hier werden Nervenzellen geschädigt, die sich in der Nähe der Blutung befinden.

Bei einem Schädel-Hirn-Trauma liegt eine mechanische Gewalteinwirkung auf den Kopf vor, z.B. bei Verkehrsunfällen, Stürzen, Schußverletzungen usw. In der Bundesrepublik Deutschland erleiden rund 300 000 Menschen jährlich eine solche Kopfverletzung; bei circa einem Drittel von ihnen liegt eine schwere Verletzung des Gehirns vor.

Das Gehirn kann dabei auf vielfältige Weise geschädigt werden. Bei offenen Hirnverletzungen (z.B. infolge eines Schädelbruchs) ist das Hirninnere den schädigenden Einflüssen der Umgebung ausgesetzt. Bei einem gedeckten Schädel-Hirn-Trauma bleibt der Schädel zwar unverletzt, doch führt ein starker Stoß gegen den Kopf dazu, daß das Gehirn im Inneren hin- und hergeschleudert wird. Dies verhält sich ungefähr so, wie wenn Sie ein Glas mit Wasser anstoßen: die Flüssigkeit darin gerät in Bewegung. Dadurch kann es zu den verschiedensten Schädigungen der Hirnsubstanz kommen, und zwar nicht nur an der Stelle des Stoßes. Weiterhin muß man im Inneren mit einem Bluterguß (Hämatom) oder auch einer Hirnschwellung (Ödem) rechnen. Dadurch werden die Nervenzellen direkt oder indirekt geschädigt.

Weitere Ursachen einer Hirnschädigung sind entzündliche Hirnerkrankungen (Enzephalitis), Vergiftungen (Intoxikationen), Hirntumore oder ein Sauerstoffmangel des Gehirns (Hypoxie) infolge eines Herz-Kreislaufstillstands. In all diesen Fällen werden die Gehirnzellen direkt geschädigt, oder es kommt zu einer Störung der Durchblutung. Eine besondere Stellung nehmen Hirnschädigungen ein, die erst im Alter in Erscheinung treten, beispielsweise die Parkinson'sche und die Alzheimer'sche Krankheit.

jeder braucht unterschiedlich viel an Information

Einige Familienmitglieder wollen bereits am Anfang detaillierte Informationen, andere wiederum sind vorerst mit wenigen Hinweisen, die auf das Nötigste beschränkt sind, zufrieden. Wir betonen dies, weil es für die Ärzte nicht unbedingt klar ist, wieviel Sie als Angehöriger zu welchem Zeitpunkt wissen möchten und wie genau Sie informiert werden wollen. Versuchen Sie von sich aus, dem zuständigen Arzt klar zu machen, wieviel an Information Sie momentan brauchen, was Sie verarbeiten können. Nur so kann sich der Arzt auch auf Sie einstellen.

Grundsätzlich aber gilt: Wenn Sie etwas nicht verstehen, fragen Sie nochmals oder fragen Sie einen anderen Klinikmitarbeiter. Lassen Sie sich nicht entmutigen! Es kann weiterhin sehr nützlich sein, wenn Sie Probleme, Fragen, medizinische Ausdrücke, die Ihnen unverständlich sind, oder anderes, was Sie unsicher macht, jeweils z.B. in einem Notizbuch notieren. Nehmen Sie diese Unterlagen mit, wenn Sie ein Gespräch mit dem behandelnden Arzt haben. Es besteht immer die Gefahr, daß Sie in der allgemeinen Hektik und dem Zeitdruck manches vergessen, was Sie fragen wollten.

schreiben Sie sich die Fragen auf!

Ein weiterer nützlicher Ratschlag kommt von anderen Angehörigen: Wenn möglich, nehmen Sie zu einem Arztgespräch jemanden aus dem Verwandten- oder Bekanntenkreis mit. Alleine ist man oft von den Informationen überfordert. Außerdem kann jemand, der nicht so emotional beteiligt ist wie Sie, eventuell mehr aufnehmen oder fragen. Sie haben dann anschließend auch die Möglichkeit, mit jemandem über das Arztgespräch zu reden.

nehmen Sie jemanden zum Arztgespräch mit!

„Man kann das, was gesagt wurde, noch mal mit jemandem besprechen, der es selbst auch gehört hat. Und man kann manche Dinge, die man als Angehöriger einfach auch mißinterpretiert, wieder geraderücken. Ich hatte bei dem ersten Gespräch meine Schwester dabei. Und ich empfand

das als sehr, sehr viel leichter. Obwohl es von der Sache hart war, weil man mir gesagt hat, daß seine Leber nicht mehr richtig funktioniert und man für nichts garantieren kann, war es irgendwie besser, weil ich mit jemand sprechen konnte.“

Wenn das Überleben gesichert ist, drängen sich natürlich Fragen auf, wie es mit dem Patienten weitergeht. Obwohl auch dazu die Angehörigen unterschiedlich genau informiert werden wollen, werden sie meistens mit entmutigenden Nachrichten überfordert.

wie geht es weiter?

„Bei mir war es so, daß ich fast mutlos gemacht wurde dadurch, daß mein Mann noch eine Lungenentzündung dazu bekam. Dann, nach einem Hoffnungsschimmer, ist mir gesagt worden, die Chancen seien doch nicht so gut, er wird wahrscheinlich ein liegender Pflegefall, die Hirnrinde ist angegriffen usw. Das war schon schrecklich, und zwei Tage später hat er doch die Augen aufgemacht, und dann ist es langsam vorwärtsgegangen, und er war Gott sei Dank doch kein liegender Pflegefall. Aber das nimmt einem schon total den Mut, wo du als Laie eigentlich ein bisserl hochblickst und sagst, der weiß es bestimmt als Arzt; das hat mich schon ganz schön runtergehaut.“

„Das war gleich am Anfang, am zweiten Tag war das; also es war ein Arzt da, und wir haben gefragt, und dann sagt er: „Alles ist drin, die Chancen stehen eigentlich gar nicht gut, man kann da überhaupt nichts sagen, und das und das kann alles sein.“ Er hat uns alles aufgezählt, was passieren kann, aber er hat uns nicht einen Strohhalm gegeben, was sich vielleicht bessern könnte.“

Die Informationen kommen oft zu einer Zeit, wenn die Angehörigen sie noch gar nicht verarbeiten können oder deren Tragweite gar nicht zu begreifen ist.

Informationen sind schwer zu verarbeiten

„Manche Ärzte hatten Zeit und Geduld, uns etwas zu erzählen, und manche hatten es nicht. Die hauen einen in den Boden, aber knallhart, ohne eine Hoffnung, die sind halt psychologisch gar nicht geschult. Das hat er gelernt und das sagt er nun, aber daß da jemand steht, der das gar nicht verarbeiten kann, das sieht er nicht. Gut, es sind auch Menschen, aber oftmals haben wir gesagt: „Wir halten uns aneinander fest, sonst fallen wir um."

Nachteile einer Beschönigung

Sicherlich ist es sehr hart, nur das zu hören, was bei einem ungünstigen Verlauf alles eintreten kann. Aber es hat auch Nachteile, wenn die Auswirkungen beschönigt werden:

„Was mich persönlich betroffen gemacht hat: Bei meiner Frau, da hat man mir gesagt: „Machen Sie sich keine großen Gedanken, Ihre Frau wird wieder, in ein, zwei Jahren können Sie mit ihr fast schon wieder tanzen gehen!" So ungefähr. Es ist zwar schön, man freut sich, man braucht wahrscheinlich diesen Mut, und dasselbe habe ich meiner Frau weitergegeben. Doch dann kam der Moment: „Ihr habt mich alle belogen, alle, der Arzt und du." Weil sie sah, es geht doch langsamer, es ist ein ganz weiter Weg, und das sollte man ehrlicherweise zumindest dem gesunden Partner sagen."

Neben diesen beiden Extremen machen viele Angehörige die Erfahrung, daß sie auf Fragen nach der Prognose meist nur ausweichende Antworten erhalten, die sie weiterhin mehr oder weniger ratlos zurücklassen. Es kann ebenso sein, daß die Angehörigen von verschiedenen Personen ganz unterschiedliche Auskünfte bekommen.

Dies liegt nicht an einer Inkompetenz oder gar am bösen Willen der Beteiligten. Teilweise ist es so, daß die Ärzte und das Pflegepersonal einer medizinischen Akutversorgung über die möglichen Spätfolgen nicht derart detailliert informiert sind. Eine Rolle spielt auch die Überlastung und mangelnde Zeit der Mitarbeiter in einer Notfall- oder Intensivstation, da die Auswirkungen einer Hirnschädigung auf das weitere Leben nicht mit ein paar kurzen Sätzen zu beschreiben sind. In erster Linie ist es jedoch so, daß die Auswirkungen einer Schädigung des Gehirns beim einzelnen Patienten lange Zeit nicht zuverlässig vorauszusagen sind. Sie werden deshalb meistens sehr allgemeine Aussagen hören. **Jeder Fall ist jedoch anders!** Warum das so ist, haben wir in den folgenden beiden Tabellen zu verdeutlichen versucht (siehe S. 30 und 31).

eine genaue Prognose ist nicht möglich

Die Ausführungen sollen Ihnen zeigen, wie schwierig es ist, aufgrund der Art, des Ortes und des Ausmaßes einer Hirnschädigung eine verläßliche längerfristige Prognose zu stellen. Für die Rückbildung nach einer Verletzung oder Erkrankung des Gehirns gibt es kein festes Schema wie z.B.: Nach einem Monat sind die und die Fortschritte zu erwarten, nach zwei Monaten sollte das erreicht sein, nach einem halben Jahr dies.

Auf den Faktor Zeit werden wir immer wieder zu sprechen kommen müssen. „Sie brauchen Geduld“, ein Satz, der Sie als Angehöriger stets begleiten wird. Viele fragen sich, warum bei ihrem Partner oder Kind alles solange dauert. Deshalb möchten wir an dieser Stelle betonen, daß dies allgemein nach einer Schädigung des Gehirns so ist. Sicherlich gibt es auch hier individuelle Unterschiede, doch sollten Sie zumindest bei schweren Schädigungen mit mehreren Monaten rechnen, bis ein einigermaßen stabiler Zustand erreicht ist.

Sie brauchen Geduld

Neben der Lebensbedrohung sind Bemerkungen über mögliche Spätfolgen und bleibende Behinderungen nach einer schweren Hirnschädigung die belastendsten Momente für die Angehörigen. Gerade das Wort „Behinderung“ erweckt sofort Assoziationen an gravierende körperliche und geisti-

Spätfolgen

Folgen einer Hirnschädigung I

Das Gehirn ist das komplexeste Organ des Menschen. Es besteht aus einem dichten Netzwerk von circa 15 Milliarden Nervenzellen. Ein Teil dieser Zellen bildet sogenannte Zentren, die wie Steuerzentralen alle körperlichen und seelischen Vorgänge koordinieren und regeln. Der andere Teil der Nervenzellen hat die Aufgabe, Informationen weiterzuleiten. So sind alle Hirnzentren entweder direkt oder indirekt über andere Zentren miteinander verbunden. Weiterhin müssen von den Sinnesorganen (z.B. Auge, Ohr, Haut) Informationen zum Gehirn und Befehle vom Gehirn zu den ausführenden Organen, z.B. zum Bewegungsapparat (Arm, Hände, Beine) gelangen.

Eine Reihe von Faktoren spielt bei der Prognose eine Rolle. Zu nennen ist sicherlich der Ort und das Ausmaß der Schädigung. Allerdings kann eine kleinflächige Schädigung an einer Stelle des Gehirns, die sehr relevant ist (z.B. im Thalamus), schwerwiegendere Folgen haben als eine großflächige Schädigung in anderen Gebieten.

Wichtig ist auch, ob die Schädigung an einem bestimmten Hirnbereich stattgefunden hat (z.B. bei einem Schlaganfall), ob es sich um mehrere Stellen oder um eine diffuse Schädigung handelt, wie z.B. bei einem Schädel-Hirn-Trauma oder bei entzündlichen Hirnerkrankungen. So ist es derzeit nach einem Trauma oft gar nicht möglich, das genaue Ausmaß der Schädigung der Gehirnsubstanz zu bestimmen.

Aber auch wenn man den Bereich, in dem die Schädigung der Nervenzellen erfolgt ist, mit großer Wahrscheinlichkeit kennt, bleibt vieles unsicher. Im Gehirn liegen die Zentren und Nervenbahnen sehr eng beieinander. Da entscheiden schon sehr geringe Unterschiede in der Lokalisation über die Folgen. Bei manchen Gebieten des Gehirns weiß man schließlich über die möglichen Auswirkungen einer Schädigung besser Bescheid, bei anderen weniger.

Eine Prognose ist auch deshalb sehr schwierig, weil nur wenig darüber bekannt ist, inwieweit sich geschädigte Nervenzellen regenerieren können und ob bzw. wie sich das Gehirn insgesamt nach dem Ausfall bestimmter Bereiche reorganisiert. So können manche Hirnzentren die Aufgaben der geschädigten Zellen wenigstens teilweise übernehmen, doch ist dies nicht immer möglich.

Folgen einer Hirnschädigung II

Das Gehirn regelt alle zum Leben notwendigen Vorgänge des Körpers. Auch die grundlegenden Funktionen wie Atmung, Herzschlag, Wach-Schlaf-Rhythmus, die hormonellen Vorgänge und vieles mehr werden durch das Gehirn gesteuert. Dies alles ist uns normalerweise nicht bewußt. Durch die Behandlung auf der Intensivstation wird versucht, diese das Leben erhaltenden Prozesse zu sichern.

Handelt es sich bei diesen elementaren Funktionen schon um komplizierte Abläufe, so ist die Sache noch wesentlich komplexer, wenn andere Fertigkeiten ins Spiel kommen. Komplizierte Prozesse laufen ab, damit Sie z.B. ein Glas zielgerichtet greifen, einen Ball fangen oder gar ein Auto steuer können. Das Gehirn muß alle Sinneseindrücke (Sehen, Hören, Tasten etc.) verarbeiten und die entsprechenden Bewegungsabläufe der Glieder steuern. Der Erfolg oder auch Mißerfolg einer ausgeführten Bewegung muß zurückgemeldet werden. Vor allem hat dies oft sehr schnell zu geschehen.

Denken Sie an das Schreiben oder die Arbeit am Computer. Hier werden neben den sensomotorischen noch die sprachlichen Fertigkeiten aktiviert. Dies gelingt nur durch eine genau abgestimmte Zusammenarbeit verschiedener Hirnbereiche. Auch ein Gespräch stellt einen vielschichtigen Vorgang dar. Man muß das Gesagte hören, es sprachlich und auch inhaltlich verstehen, man braucht das Gedächtnis, um es mit dem vor ein paar Minuten Gesagten in Beziehung zu setzen, man muß sich überlegen, was man antworten will, und dies sprachlich ausdrücken, wobei es auch darauf ankommt, wie man es sagt. Und auch dies geht alles rasend schnell.

Alle Fertigkeiten, die man als Gesunder so selbstverständlich ausführt, sind auf ein einwandfrei funktionierendes Gehirn angewiesen. Dabei wirken immer mehrere Hirnbereiche in einer hochkomplizierten Art und Weise zusammen. Ist nun irgendwo in diesem Netzwerk eine Störung, so sind die Auswirkungen nicht immer klar vorhersagbar.

Es kann z.B. alles ganz korrekt, aber nur langsamer ablaufen, oder das Leistungsniveau kann nicht mehr so lange aufrechterhalten werden (Konzentrationsschwierigkeiten). Eine Leistung gelingt an einem Tag besser, an einem anderen Tag weniger gut. Häufig kann ein Vorgang nicht als ganzer, sondern nur in Teilabläufen beeinträchtigt sein. Ein Patient versteht das, was andere sagen, aber er kann sich nicht mehr so gut sprachlich äußern. Einige Worte oder Wortklassen bereiten keine Probleme, andere wiederum sind nicht mehr verfügbar. Genauso ist es mit den verschiedenen Stimmlauten. An manche Dinge oder Situationen kann der Patient sich erinnern, an andere nicht mehr. Ist die Information einfach strukturiert, kann sie verarbeitet werden, übersteigt sie ein gewisses Maß, treten Schwierigkeiten auf.

ge Defizite, die, nicht mehr zu verändern oder zu beheben, ein „normales“ Leben unmöglich machen.

Das, was letztendlich nach einer Hirnschädigung noch oder wieder möglich ist, hängt aber von vielen Einflußgrößen ab. So sind mit der Beeinträchtigung einer bestimmten Fähigkeit ganz unterschiedliche Auswirkungen auf das Leben der einzelnen Patienten verbunden. Eine Störung in der Fingerfertigkeit hat natürlich für einen Musiker oder für eine Sekretärin völlig andere Folgen als beispielsweise für einen Lehrer. Dieser braucht anderseits vor allem die Sprache, deren Beeinträchtigung bei einem geschickten Handwerker vielleicht weniger ins Gewicht fallen mag.

Lernprozeß statt Heilung

Dazu kommt aber etwas noch viel Entscheidenderes: Sieht man von der ersten Zeit ab, wird man den Genesungsprozeß nach einer Hirnschädigung am treffendsten als Lern- und nicht als Heilungsprozeß zu beschreiben haben. Übungs- und Trainingsprogramme spielen eine wesentliche Rolle. Diese beginnen schon in der frühen Phase der Rehabilitation. Ein Ziel dieser Programme ist es, die gestörten Fertigkeiten wie Gehen, Sprechen, Sehen oder Denken durch spezielle Übungsmaßnahmen zu verbessern. Allerdings sollten sich alle Betroffenen auf einen Verlust an Leistungsfähigkeit einstellen, der auch durch noch so engagiertes Training nicht behoben werden kann.

Vorsicht: Mißverständnisse

Im Falle einer Hirnschädigung sind aber mit dem Begriff „Lernen“ einige Mißverständnisse verbunden, weil damit an die Situation als Kind bzw. Jugendlicher in der Schule oder Ausbildung gedacht wird. Wer das Lernziel nicht erreicht, strengt sich nicht genügend an, d.h. diese Schüler müßten nur mehr und intensiver üben. Diese Vorstellungen treffen jedoch auf die Verhältnisse nach einer Hirnschädigung und auf die rehabilitativen Maßnahmen nur begrenzt zu. Lernen in der Rehabilitation heißt nämlich vor allen Dingen, die noch bestehenden Fertigkeiten trotz der Einschränkungen am effektivsten einzusetzen. Dies kann auf die verschiedenste Art und Weise geschehen. Ein Weg besteht darin, eine Ersatzstrategie zu suchen, so daß ein Ziel auf Umwegen doch noch erreichbar wird. Bei Einbußen der Gedächtnisleistungen kann z.B. das sofortige Erstellen von Notizen helfen. Doch auch dies muß erst eingeübt werden. Man wird sich aber auch überlegen müssen, wie man die Lebensverhältnisse anders gestalten kann. Dies bedeutet, einige Lebensbereiche den nunmehr eingeschränkten Fertigkeiten anzupassen.

Ersatzstrategien

„Natürlich stellt sich die Frage, ob alles so in dem Rhythmus weitergeht, wie es vorher war. Und das wissen wir inzwischen, daß es nicht so geht, daß man vieles ändern muß, auch Abstriche machen muß, sei's in der Freizeit oder sonst."

Dies alles betrifft nicht mehr die Patienten allein, sondern auch die Angehörigen mitsamt Freunden und Bekannten. In welchen Lebensbereichen und wie ausgeprägt die Veränderungen sein werden, kann lange Zeit nicht genau vorhersagt werden. Doch anders als bei rein medizinischen Maßnahmen haben die Betroffenen hier die Möglichkeit der Mitwirkung und Einflußnahme. Sie sind nicht mehr nur auf die professionellen Helfer angewiesen. Vielmehr können sie sich zu „Experten" entwickeln.

Veränderungen in den Lebensbereichen

Wir sind uns bewußt, daß dies noch sehr allgemein klingt. Was heißt es schon, die Lebensverhältnisse zu ändern? Was ist unter Anpassung an die Behinderungen zu verstehen? Zu diesen Fragen werden im folgenden Angehörige mit ihren Erfahrungen, Anregungen, Meinungen zu Worte kommen.

3. Kapitel

Aufatmen und Erleichterung: Doch wie geht es weiter?

Ein erster wichtiger Schritt ist dann getan, wenn das Überleben gesichert ist und die Patienten aus der Intensivstation verlegt werden können. Die nachfolgende medizinische und pflegerische Versorgung ist je nach Krankenhaus in unterschiedlichen Stationen organisiert (z.B. Neurologie, Neurochirurgie, Allgemeine Chirurgie, Physikalische Medizin). Insgesamt entspricht die Zeit auf der Intensivstation und die nachfolgende klinische Betreuung im Krankenhaus in etwa dem, was man auch von anderen Krankheiten bzw. deren medizinischer Behandlung kennt und erwartet.

Versorgung nach der Intensivstation

Allerdings ist der Genesungsverlauf bei vielen Patienten Anlaß zur Sorge. In mehreren Bereichen sind bei den jeweiligen Patienten zwar Verbesserungen eingetreten (in Bezug zum Anfang auch oft erhebliche), doch manches geht nur langsam und mühevoll vorwärts.

manches geht nur langsam vorwärts

„Nach dem ersten Schock war dies der zweite Schock. Wir haben ja gedacht, wenn er aufwacht, dann sagt er: „Grüß dich, ich bin wieder da.“ Aber daß dies bei Null angeht, gehen lernen, essen lernen, sprechen, das hab ich nicht gedacht.“

Sind die Gehirnzentren betroffen, die für die Bewegungsfähigkeit zuständig sind, kommt es zu Lähmungen in den Gliedmaßen, meist auf einer Körperseite, oder zu Störungen einzelner Bewegungsabläufe (die Patienten können dann einen Gegenstand nicht mehr zielsicher ergreifen). Bei Verletzungen im hinteren Teil des Gehirns sind visuelle Störungen wahrscheinlich, die sich beim Lesen oder bei der Orientierung im Raum auswirken.

vielfältige Störungen

Schließlich können das Sprachverständnis und die Sprachproduktion betroffen sein. Die Patienten verstehen manche Begriffe oder Namen falsch. Sie finden die richtigen Wörter und Ausdrücke nicht, die Sätze sind oftmals sehr kurz, die Grammatik ist nicht regelgemäß. Von diesen Erscheinungen, die man mit Aphasie bezeichnet, sind Störungen des Sprechens abzugrenzen. Die Personen sprechen undeutlich und verwaschen, weil die für die Sprechorgane (Stimmbänder, Zunge, Lippen) zuständigen Gehirnzentren geschädigt sind. Mit dem grammatikalisch richtigen Gebrauch der Wörter und deren Bedeutung haben diese Patienten in der Regel aber keine Probleme! Von den Störungen, die das Denken beeinträchtigen, sind die Konzentrationsschwierigkeiten und die Gedächtniseinbußen am augenfälligsten.

Fachtherapeuten für jeden Störungsbereich

Für diese und andere mögliche Beeinträchtigungen gibt es in den Rehabilitationseinrichtungen oft Fachtherapeuten, die auf einen speziellen Störungsbereich spezialisiert sind. Krankengymnasten oder Physiotherapeuten kümmern sich um die Verbesserung der Bewegungsfähigkeit der Beine, der Arme sowie der Hände (Feinmotorik). Ein Ziel kann es auch sein, den Gleichgewichtssinn wieder zu stärken. Ergotherapeuten helfen den Patienten, alltägliche Verrichtungen, eventuell mit speziellen Hilfsmitteln, wieder ausführen zu können (Körperpflege, Ankleiden, Kochen, Benutzung öffentlicher Verkehrsmittel usw.). Sprachtherapeuten (Logopäden, Linguisten) bemühen sich, die Fähigkeiten zur Kommunikation in Wort und Schrift zu verbessern. Psychologen richten ihr Augenmerk besonders auf die geistigen Fertigkeiten, wie Konzentration, Gedächtnis, Denken. Für Störungen der Wahrnehmung, zumeist des Sehens, sind je nach Klinik Psychologen oder Orthoptisten zuständig.

Die verschiedenen Möglichkeiten einer weiterführenden Rehabilitationsbehandlung sollten eigentlich nach der medizinischen Akutversorgung mit den Angehörigen besprochen werden. Doch dies ist leider nicht immer der Fall:

„Die hätten ihn liegen lassen in einer normalen Krankenstation. Ja, sie können nichts mehr tun, und sogar die Schwestern haben gesagt, mehr wie waschen und pflegen können sie ihn nicht. Da ist einfach keine Therapie gemacht worden. Meine Mutter hat immer gesagt: „Irgendwas muß es doch geben, da muß man doch was machen können."

„Also zunächst, wenn einem so etwas passiert mit einem Familienangehörigen, hat man überhaupt keine Ahnung. Und man frägt und frägt. Man sagt es allen Bekannten, die es mitkriegen, die erzählen es dann wieder jemand anderem. Und so frägt man sich halt langsam durch. Bei uns war es so: Die Ärzte im Allgemeinkrankenhaus hatten wenig Erfahrung mit sowas. Sicher, manche haben nicht die Zeit, auch die, die uns sehr zugetan waren, wußten nicht viel."

Rehabilitation ist nicht immer selbstverständlich

Dies ist sicherlich von Klinik zu Klinik sehr unterschiedlich. Ein Unfallkrankenhaus hat in dieser Hinsicht natürlich mehr Erfahrung als ein Allgemeinkrankenhaus. Auch muß man sehen, daß weiterführende therapeutische Maßnahmen nach einer Hirnerkrankung bzw. nach einer Hirnverletzung vor nicht zu langer Zeit kaum für möglich gehalten wurden. Entweder überwies man die Patienten, vor allem ältere Menschen nach einem Schlaganfall, in eine Pflegeeinrichtung, oder die Angehörigen mußten die weitere Betreuung ohne eine therapeutische Förderung übernehmen. Obwohl inzwischen neue Einrichtungen zur Rehabilitation von Patienten mit Hirnschädigungen entstanden sind – auch aufgrund der Tatsache, daß durch die medizinische Technik das Überleben von immer mehr Patienten erreicht werden kann – ist die Überweisung an eine Rehabilitationseinrichtung noch nicht überall Routine:

Was mir so abgegangen ist, daß man gerade in der ersten Phase, wenn man einen Rat haben möchte, was soll man jetzt tun, was soll man mit dem Patienten machen, da hab' ich eigentlich – muß ich ganz ehrlich sagen – nie eine gescheite Auskunft gekriegt. Ich hab' bloß so einmal nebenbei gehört, da gäb' es eine Spezialklinik, aber es hat niemand mir sagen können, ob ich mich irgendwo anmelden könnte um einen Reha-Platz oder sonstwas. Dann plötzlich hieß es: „Ihr Mann ist jetzt aus der Akutversorgung, den können wir jetzt hier nicht mehr behalten."

„Man steht so ein Stück weit hilflos da, weil irgendwo hat man im Gefühl, es gibt bestimmt etwas – aber wo? Selber weiß man halt nicht, was man alles machen könnte, was gut wäre. Da hat man halt Angst, daß zu wenig gemacht wird. Und die größte Angst ist, wenn es heißt, da kann man nichts mehr machen, er muß in's Pflegeheim. Was machst dann? Dann ist man völlig verzweifelt."

Informationsstellen

Falls Sie sich in einer ähnlichen Situation befinden sollten, und Sie von den Ärzten keine oder Ihrer Meinung nach nicht ausreichende Informationen bekommen, wenden Sie sich an die Sozialdienste des Akutkrankenhauses. Fragen Sie Ihren Hausarzt oder suchen Sie einen niedergelassenen Arzt für Neurologie in ihrer Umgebung auf. Nehmen Sie auch Kontakt mit Ihrer Krankenkasse auf.

Sie können sich auf jeden Fall auch an eine der Institutionen wenden, die wir am Ende des Buches aufgeführt haben. Hinzuweisen ist vor allem auf folgende Stellen:

Hilfsorganisationen

* Kuratorium ZNS in Bonn

* Schädel-Hirn-Patienten in Not e.V. in Amberg

* Bundesselbsthilfeverband Schlaganfallbetroffener in Essen

* Bundesarbeitsgemeinschaft Hilfe für Behinderte in Düsseldorf

Eine weitere Möglichkeit sind die Ministerien der einzelnen Bundesländer, die für das Gesundheitswesen zuständig sind. So hat beispielsweise Bayern eine Broschüre mit Adressen von Rehabilitationskliniken im bayerischen Raum herausgegeben (siehe Liste von Informationsbroschüren am Ende des Buches).

In dieser Phase hängt viel von der Aktivität der Angehörigen ab:

„Ich habe auch die Erfahrung gemacht, wenn die Eltern oder die Angehörigen persönlich kommen, dann haben die Ärzte viel mehr Interesse, daß sie einen Reha-Platz zur Verfügung stellen, weil sie sagen: „Gut, da ist jemand da, der sich kümmert, der auch nachher da ist.“ Ich finde schon, daß die Angehörigen selber hingehen sollen, nicht nur telefonieren, weil es einen ganz anderen emotionalen Nachdruck hat.“

Ist ein Reha-Platz erreicht, ist eine weitere große Hürde genommen, wenn man auch keine genaueren Vorstellungen hat, was Rehabilitation eigentlich bedeutet, außer Übung und Training. Doch der Weg zurück in den Alltag beginnt sich allmählich abzuzeichnen.

4. Kapitel

Organisieren Sie Hilfe so früh wie möglich!

Wir wollen diesen Punkt sehr früh ansprechen, weil er nach den Erfahrungen vieler Angehöriger häufig zu spät beherzigt wird.

am Anfang ist man stark, aber ...

„Ich denke, daß es vielen nützt, sich frühzeitig Hilfe zu holen, weil am Anfang, man ist ja selber groß und stark und macht alles so die ersten paar Monate und läuft und tut. Da braucht man niemand, weil das schafft man schon. Man hat es noch immer gepackt. Nur irgendwann ist dies zu Ende, und dann bröselt man so dahin. Da gehen ganze Familien kaputt, und ich denke, da muß noch ein anderes Netz her, das einen etwas auffängt, weil früher oder später ist man raus aus der behüteten Tagklinik, im Idealfall jetzt mal Tagklinik. Ja, und deswegen muß man da wirklich schaun, daß man frühzeitig Hilfe bekommt."

Alle Angehörigen schilderten, wie sie in der ersten Zeit ihre gesamten Kräfte mobilisiert haben. Wie in anderen Krisensituationen auch, wächst man anfangs förmlich über sich hinaus. Im nachhinein war es für die Angehörigen selbst erstaunlich, was sie alles geleistet und bewältigt hatten: Die täglichen Klinikbesuche, die vielen Anrufe bei Behörden, Krankenkassen, Versicherungen, die Suche nach einem Reha-Platz, Gespräche mit den Ärzten, daneben der Beruf oder/und die Kinder....

Doch diese Kräfte am Anfang können auch täuschen. Es besteht die Gefahr, daß sich die Angehörigen überschätzen, vor allem dann, wenn die Belastungen andauern. Für eine kurze Zeit sind Höchstleistungen möglich, jedoch nicht über einen langen Zeitraum hinweg.

Angehörige überschätzen ihre Kräfte

„Das wird schon, das schaffe ich alleine. Und ich habe ja auch immer den Satz gehabt: Ich bin so stark. Das habe

ich auch im Krankenhaus meinem Mann, als er im Koma lag, immer zugeflüstert, daß ich so stark bin und so viel Kraft habe. Aber irgendwann läßt sie halt aus, die Kraft. Ich habe fast das Arbeiten aufgehört."

die Kräfte sind für einen langen Zeitraum nötig

Eine Hirnschädigung ist eine langwierige Erkrankung, bei der mit einer Reihe von Spätfolgen zu rechnen ist. Als Angehöriger müssen Sie davon ausgehen, daß Ihre gesamten Kräfte für lange Zeit, vielleicht sogar für Jahre, benötigt werden. Ausnahmen sind natürlich möglich, denn der Krankheitsverlauf ist bei jedem Patienten unterschiedlich. Doch sollten Sie sich als Partner oder Eltern eher auf eine lange Zeitspanne einstellen, und es wäre falsch, Sie darüber – beschönigend – im unklaren zu lassen. Nur so ist es möglich, die Kräfte auch realistisch einzuteilen und frühzeitig für Hilfsquellen zu sorgen.

Die Unterstützung für Angehörige kann unterschiedliche Aktivitäten umfassen. Eine Hilfe ist sicherlich der emotionale Beistand. Dies ist vor allem am Anfang wichtig:

emotionaler Beistand

„Für mich war es ein sehr gutes, sehr tragendes Moment, daß ich gleich nach dem Unfall zu einer Freundin gezogen bin für 1 1/2 Wochen. Da waren auch ihre Eltern, also das ist so eine Art Großfamilie, und das hat sehr geholfen für das erste Auffangen. Da alleine zu sein ist eine Überforderung, weil man muß dann immer wieder ins Krankenhaus und sich alle Ärzte anhören und die Anrufe entgegennehmen oder selber anrufen. Da können einem die Leute schon ein bißchen was abnehmen. Und es ist sehr wichtig, in einer Umgebung zu sein, wo die Menschen einfach nett sind zu einem. Man muß schauen, daß man nicht alleine bleibt, also das war jetzt für mich möglich, ich weiß nicht, wie das ist, wenn man älter ist oder wenn man Kinder hat, das erschwert die Sache dann schon noch."

„Das mit dem Begleiten, das ist schon ein ganz wichtiger Punkt. Ich hab' mich immer ins Krankenhaus fahren las-

sen. Ich hab' natürlich alleine fahren können, aber so gut es ging, ist immer jemand mit mir mitgefahren und hat dann auch gewartet. Also die Fahrten dahin, die hab' ich in einer so schrecklichen Erinnerung, und ich war wirklich froh, daß ich nicht alleine war, daß da einfach jemand dabei war, der einen so ein bißchen begleitet und auch schützt."

Sicherlich ist es so, daß für eine Reihe von Familien eine Unterstützung aus dem Freundeskreis oder von Verwandten aus verschiedensten Gründen nicht in Frage kommt. Viele möchten auch ihre Bekannten oder Verwandten nicht belasten. Außerdem fällt es nicht immer leicht, Hilfe anzunehmen.

es fällt nicht leicht, Hilfe anzunehmen

„Anfangs scheut man zurück, Hilfe überhaupt anzunehmen. Einerseits möchte ich gerne, daß mir alle helfen, andererseits möchte ich, daß niemand merkt, was mit uns los ist. Ich kann mich erinnern, in der ersten Zeit, da hat es mich gestört, wenn jemand nicht angerufen und gefragt hat, und wenn mich jemand dann doch angerufen hat, hat's mich auch gestört."

„Später hab ich auch gedacht: Damals war's einem nie recht, man war selber so im Zwiespalt. Auf der einen Seite hat man sich wirklich geärgert: Der rührt sich gar nicht. Und hat jemand gefragt, dann hat man gedacht: Was will der eigentlich wissen?"

„Also ich glaub', man will auch denjenigen, dem es passiert ist, schützen, weil er sich in einer äußerst hilflosen Situation befindet, körperlich wie geistig. Man will, daß seine Privatheit gewahrt bleibt vor so indiskreten Blicken, daß da nicht jeder reinlatscht, und der arme Mensch liegt da und hat das alles nicht kapiert."

Trotzdem, machen Sie wenigstens den Versuch, mit anderen über Ihre Situation zu reden. Es kann durchaus sein, daß Sie später Hilfe in Angelegenheiten brauchen, die für Sie bedeutsam sind, und damit andere gar nicht so sehr belasten, wie Sie denken.

mit Enttäuschungen muß man rechnen

Allerdings muß man in diesem Zusammenhang auch mit einigen Enttäuschungen rechnen. Am Anfang ist es meistens so, daß Freunde, Bekannte, Verwandte, Arbeitskollegen, wie bei anderen Erkrankungen auch, großes Interesse und Mitgefühl bekunden. Leider hält sich dieses Interesse bei einigen nur eine kurze Zeit.

„Am Anfang herrscht noch das große Entsetzen, da bricht Mitleid kübelweise herein, da kriegst keine Luft. Doch dann wird mehr oder weniger schnell wieder Normalität gefordert, sie wollen sich an den positiven Dinge orientieren. Viele wollen doch, daß alles wieder schnell normal wird, und wenn man es nur dadurch tut, daß man uns ignoriert."

„Wir waren ein Freundeskreis, wir haben früher zusammen gefeiert, jedes Jahr, jeder Geburtstag wurde gefeiert. Seitdem meine Frau in dieser Situation ist, werden wir natürlich nicht mehr eingeladen."

es gibt auch positive Reaktionen

„Man darf nicht alle über einen Kamm scheren. Wir haben eine sehr nette Dame, die Witwe ist, die kümmert sich etwas um meine Frau, die hat sich engagiert, die kennt sie von früher von der Berufszeit her. Die kommt einmal in der Woche und macht einen Spaziergang mit ihr. Das ist angenehm, weil da meine Frau weiß, die Frau macht das gerne."

Häufig wird aber nicht daran gedacht, daß die Verwandten und Bekannten am Anfang genauso unwissend sind, wie man selbst als Angehöriger zu Beginn war. Viele, die vielleicht bereit wären zu helfen, können sich manche Probleme gar nicht vorstellen.

„Das kam irgendwie nicht so durch, wenn ich sagte, meine Frau kann nicht mehr kochen, die haben es zuerst gar nicht kapiert. Verstehen tun es meistens doch nur die direkten Angehörigen, die täglich mit einem halbseitig gelähmten Menschen zusammen sind."

Manche haben auch Angst, etwas falsch zu machen, oder wollen die Verantwortung nicht übernehmen, weil etwas passieren könnte, wenn sie beispielsweise mit dem Patienten allein unterwegs sind. Oftmals bestehen auch ganz falsche Vorstellungen über eine Hirnschädigung. Auch wenn es nicht leicht ist: Informieren Sie Ihre Verwandten, Bekannten und Freunde, aber nicht nur über die Beeinträchtigungen, sondern auch darüber, was durchaus möglich ist: Häufig wird nämlich auf die Patienten Rücksicht genommen, wo es gar nicht notwendig ist (z.B. „Der Besuch darf nicht länger als eine halbe Stunde dauern").

informieren Sie Ihre Bekannten

Verwandte, Freunde und Bekannte sind aber nur eine Möglichkeit, Unterstützung zu bekommen. Eine andere Anlaufstelle ist die Klinik oder Rehabilitationseinrichtung. Obwohl dies eigentlich naheliegt, ist die Zusammenarbeit zwischen dem Behandlungsteam und den Angehörigen hirngeschädigter Patienten oft alles andere als optimal. Hier gibt es zwischen den Einrichtungen große Unterschiede. Natürlich ist die oftmals große Entfernung zwischen dem Wohnort der Patienten und der Rehabilitationsklinik ein Problem, so daß die Angehörigen, wenn überhaupt, nur am Wochenende Zeit für einen Besuch haben. Oft sind dann die Therapeuten und Ärzte schlecht erreichbar.

Unterstützung von der Klinik

„Ich denke, das wäre unheimlich wichtig, wenn man als Angehöriger so eine Kontaktperson hätte. Bei unseren Nachbarn, da haben die Eltern gleich auch eine Psychologin gekriegt. Da war ich meiner Nachbarin oft neidisch, weil die hat auch oft solche Tiefpunkte gehabt, aber dann hat die gesagt: „Heute war ich bei der Frau Dr. H., die hat mir

das und das gesagt.“ So im nachhinein habe ich mir dann immer gedacht: „Siehst du, das wäre auch ganz gut gewesen, wenn dich da in der Situation auch einer aufgefangen hätte.“ Die hat noch lange den Kontakt gehabt und ich glaube, auch jetzt noch hin und wieder, wenn's also irgendwo gar nicht mehr weiterwissen, diese Frau ist als Ansprechpartnerin immer da.“

Kontakttherapeuten

Im Idealfall wird ausdrücklich ein(e) Kontakttherapeut(in) für die Angehörigen vorgestellt. Falls es nicht der Fall sein sollte, fragen Sie bei einem Besuch danach. Bemühen Sie sich um den Kontakt zu wenigstens einem Mitglied des Therapeutenteams. Nach unseren Erfahrungen werden die Hilfsmöglichkeiten der Klinik von den Angehörigen nicht ausreichend genützt. Zum Teil liegt dies sicherlich im Klinikbetrieb selbst begründet. Den Angehörigen wird es nicht leichtgemacht, herauszufinden, wo und wie Hilfe zu bekommen ist. Auch in diesem Fall hängt vieles von der Eigeninitiative der Familienmitglieder ab.

„Ich finde es ist schon wichtig, daß man als Angehöriger auch mit den Therapeuten zusammenarbeitet. Das habe ich in der Reha auch wirklich erfahren, weil da kriegt man selber viel raus oder viel mit, und es gibt einiges aus dem Alltag, was die Therapeuten ja auch nicht wissen können. Man muß da viel miteinander reden.“

Auch wenn es im Klinikbetrieb manchmal untergeht: Die Therapeuten wünschen Ihre Mithilfe! Wenn Sie Fragen haben, scheuen Sie sich deshalb nicht, einen Gesprächstermin zu vereinbaren. Auch wenn Sie glauben, das Thema gehöre nicht in die Klinik, es sei eine Privatangelegenheit, klären Sie dies mit den Therapeuten ab! Schwierigkeiten im Zusammenleben der Familienmitglieder, Probleme zwischen hirnverletzten Jugendlichen und ihren Eltern, Partnerkonflikte, können – zumindest teilweise – durch die Folgen der Erkrankung bedingt sein. Deshalb sind sie auch Sache der Rehabilitation.

Nun geht es nicht nur um Informationen. Ärzte und Therapeuten können Ihnen in manchen Dingen auch ganz praktisch helfen.

praktische Hilfe

„Mein Sohn war schließlich soweit einsichtsfähig, daß alles, was der Arzt gesagt hat, doch eine bestimmte Bedeutung hatte. Da habe ich Fr. Dr. A. gebeten, ob sie nicht ein Schriftstück macht, worauf geschrieben steht, nur ganz kurz, daß aus ärztlicher Sicht es im Moment verboten ist, Auto zu fahren, und bei Sonne soll er einen Kopfschutz tragen – einfach die ganz wichtigen Dinge. Das war eine Hilfe, einfach weil es nicht von uns kommt. Es ist halt ein Problem, also bei Jugendlichen, daß da der Widerstand gegen die Eltern ist: „Die schreiben mir etwas vor!“ Dies fällt dann weg.“

Der Kontakt zu Angehörigen anderer Patienten kann ebenfalls sehr hilfreich sein. Die Kontaktaufnahme ist nicht immer ganz einfach, doch auch hier können Ihnen Ärzte oder Therapeuten weiterhelfen und jemanden vermitteln:

Kontakt zu anderen Betroffenen

„Wie gesagt, von mir aus wär' die Scheu da gewesen. Das hat damals die Frau S. angeleiert, die hat mir auch die Telefonnummer gegeben. Die hat mit der Frau K. vorher gesprochen und hat gesagt, sie kennt uns beide und sie könnte sich vorstellen, daß wir uns viel zu sagen haben, und das war auch so. Ich bin da auch heut' unheimlich dankbar dafür, das hat mir sehr geholfen. Die hat mir schon immer Mut gemacht und hat eben gesagt, man soll nicht aufgeben und bei ihrem Mann wird auch immer wieder etwas besser. Und ich find' schon, daß man ein bißchen Mut braucht. Also wenn man von einem Betroffenen hört: „Bei meinem Mann war das auch so am Anfang und das ging vorwärts“, und man soll nicht die Hoffnung aufgeben. Es geht immer wieder ein bißchen weiter. Das sagt die Fr. K. heut' noch.“

Solche Kontakte können außer emotionalem Beistand auch konkrete Erfahrungen vermitteln, wie man in bestimmten Situationen vorgehen kann.

„Bei der Aggression, da hat mir die Frau K. sehr viel geholfen, daß sie mir erzählt hat, daß das bei ihrem Mann auch so war. Das hilft einem dann schon unheimlich, weil man meint ja zuerst bloß, es ist nur der eigene. Oder das Beispiel mit dem Rumgeistern bei der Nacht, da hat sie mir auch gesagt, daß das bei ihrem Mann auch mal war, und daß sich das nach einer Zeit legt und was sie da halt alles probiert hat, und das sind also schon Hilfen."

„Mir hat eine Frau eines ehemaligen Patienten eine Therapeutenliste gegeben, über Krankengymnasten und Ergotherapeuten, weil ich, ich hab garnet gewußt, wohin ich mich da wenden soll. Sie hat das vom Krankenhaus bekommen, stadtteilbezogen und das hat recht gut funktioniert."

Angehörigentreffen

Manche rehabilitativen Einrichtungen organisieren Angehörigentreffen. Die dort angebotenen Informationen oder die Schilderungen anderer Betroffener können sicherlich hilfreich sein.

„Ich hätte nicht gedacht, daß es mir hilft, anderen Leuten zuzuhören, wie sie erzählen, wie es bei ihnen ist. Also, es ist wirklich so, daß es guttut, merkwürdigerweise. Weil man als Angehöriger ganz schön vereinsamt und auch oft die Erfahrung macht, daß man das anderen eigentlich schwer mitteilen kann, was einem so passiert. Auch den besten Freunden, oder meinetwegen auch dem Therapeuten, der kann noch so gut sein, der hört zu und sagt „ja". Andererseits, ich denke mir dann immer: „Na gut, er weißt einfach nicht, wie das wirklich ist."

In unseren Gruppensitzungen kamen aber auch einige Bedenken und Vorbehalte gegenüber Angehörigengruppen zum Ausdruck:

Bedenken gegenüber Angehörigengruppen

„Man traut sich nicht so an die anderen ran. Die haben ja selber was am Hals, also da traut man sich irgendwie nicht, da ist eine Hemmschwelle."

„Am Anfang ist es schon so, daß man sich geniert oder Angst hat, daß da irgendwie zu Tage käme, wie weit eigentlich die Schädigung ist, daß man das selber eigentlich noch nicht realisiert hat, daß man selber noch damit kämpft."

„Man kann am Anfang anderes Leid nicht hören, weil das eigene Leid so groß ist. Das, was ich da so gehört habe, von den anderen Angehörigen, das ist irgendwo total abgeprallt. Das ging erst nach fünf oder sechs Monaten. Aber man hat noch nicht gesagt, wie man sich selber fühlt, dazu war man auch noch nicht fähig, sondern man hat nur gesagt, was der Kranke wieder angestellt hat: „Mei, der hat des und des wieder gemacht."

Versuchen Sie trotz dieser oder auch anderer Bedenken, die durchaus verständlich sind, das Angebot einer Angehörigengruppe zu nutzen. Es gibt Angehörigentreffen, die von den einzelnen Fachtherapeuten organisiert werden und in denen hauptsächlich Informationen über medizinische, neuropsychologische, rechtliche und sonstige wichtige Themen angeboten werden. Dann gibt es Gruppen, bei denen der Erfahrungsaustausch im Vordergrund steht. Sie brauchen bei den Treffen nicht immer dabeizusein, auch können Sie sicherlich erst einmal nur zuhören. Sprechen Sie vielleicht vorher mit demjenigen Therapeuten, der solche Treffen organisiert.

von anderen Angehörigen kann man lernen

„Ich muß sagen, wir sind in der glücklichen Lage, daß wir in dieser Gruppe sein konnten, wo man viel dazugelernt hat, jeder von jedem, daß wir heut' manches ganz anders sehen, als wenn wir das nicht gehabt hätten. Es wäre ja auch schon gut, wenn andere dieses Buch hier, diesen ge-

planten Angehörigenratgeber, rechtzeitig kriegen, wo sie darin lesen könnten, weil vor lauter Verzweiflung liest man. Woher sonst soll man denn erstmal Informationen kriegen?"

Außerordentlich wichtig erscheinen uns solche Angehörigengruppen aber vor allem für die Zeit nach der Rehabilitation, wenn die betroffene Familie ohne die Unterstützung der Klinik den Alltag meistern muß. Leider gibt es noch kaum Selbsthilfegruppen für Angehörige von Personen mit einer erworbenen Hirnschädigung. Wenn Ihr Angehöriger vor der Entlassung steht, sprechen Sie unbedingt mit dem Behandlungsteam über das weitere Vorgehen. Denn nach der Rehabilitation sind viele Familien auf sich allein gestellt. Der Übergang von der Rehabilitationseinrichtung in den Alltag ist bei weitem noch nicht befriedigend organisiert. Aber unser Rat ist schon jetzt: Kümmern Sie sich um Unterstützung! Versuchen Sie nicht, alles alleine zu machen!

nach der Rehabilitation

In den meisten Fällen übernimmt ein niedergelassener Neurologe die weitere Betreuung der Patienten, vor allem in medizinischer Hinsicht. Versuchen Sie auch bei anderen Schwierigkeiten oder Problemen, diesen Arzt zu konsultieren. Vielleicht kann er Sie an eine zuständige Stelle weitervermitteln.

„Bei dem Arzt, wo wir jetzt sind, der hat mir eine Institution empfohlen, da kommt eine Schwester ins Haus, die berät, was man alles an Pflege braucht. Alles, was diese Schwester meint, daß es nötig ist, verschreibt unser Arzt. Das ist eine echte Hilfe."

Manche Patienten werden nach der Rehabilitation krankengymnastisch weiterbetreut. Auch hier bieten manche Praxen Angehörigentreffen an. Es gibt auch einige auf die Beratung Hirngeschädigter und ihrer Angehörigen spezialisierte Organisationen, an die Sie sich wenden können.

„Man gab mir den Rat, bei dem Schädel-Hirn-Verband anzufragen, was ich auch gemacht habe. Und die Zeitschrift, die „Not“, find ich ganz toll. Wenn man die hat, hat man viele Anregungen. Da hab' ich z.B. ein Programm für den Computer schicken lassen, mit dem arbeitet mein Mann manchmal daheim. Mit 80 DM Jahresbeitrag ist man Mitglied in diesem Verband und kriegt die Zeitschrift. Da ist jetzt z.B. ein großer Artikel drin über das Reha-Zentrum, das in Bad Aibling eröffnet wird, und daß da ein Besichtigungstermin ist. Was die alles machen, was die anbieten, zwei Seiten, das ist echt informativ.“

Hilfsorganisationen

Die Adresse des erwähnten Verbandes „Schädel-Hirn-Patienten in Not e.V.“ und die Adressen weiterer Organisationen finden Sie am Ende dieses Ratgebers. Auch sonstige soziale Institutionen, kirchliche Einrichtungen, ambulante Pflegedienste (z.B. das Rote Kreuz) geben Ratschläge und Hilfeleistungen. Es ist sicherlich nicht leicht, sich in der Vielzahl von Organisationen zurechtzufinden, die sich mit sozialen oder rechtlichen Belangen von erkrankten und behinderten Menschen befassen. Trotzdem möchten wir Sie ermutigen, den Kontakt zu diesen Stellen zu suchen.

psychologische Hilfe

Scheuen Sie sich auch nicht, psychotherapeutische Hilfe in Anspruch zu nehmen; das hat überhaupt nichts mit Schwäche zu tun. Bedenken Sie, daß Sie sich in einer Ausnahmesituation befinden, daß Sie Belastungen gegenüberstehen, die über das alltägliche, normale Maß weit hinausgehen.

„Was für den Betroffenen gilt, gilt auch für den Angehörigen. Er braucht auch eine psychologische oder psychische Hilfe. Man steht ja auch vor einer völlig neuen Situation, da kann eine Therapie schon nützen. Ich würde mich heute überhaupt nicht scheuen, eine solche Hilfe in Anspruch zu nehmen.“

„Es ist gut, die Möglichkeit zu haben, mit jemandem darüber zu sprechen, ganz unbefangen, ohne daß man meint, man mutet jetzt irgendwem irgendetwas zu, daß man irgendjemandem was aufdrängt, dann damit Mitleid erzeugt, und sich fast wieder dafür entschuldigen muß. Man kann auch mal Gefühle äußern, die man sich eigentlich nicht so zugesteht. Auch mir war es mal zuviel oder wo ich mich auch über meinen Mann geärgert habe."

Psychotherapeutische Beratungen können als neutrale Instanzen einige Vorteile gegenüber den Beziehungen zu Verwandten oder Freunden haben. Eine solche Beratung kann helfen, Gedanken und Gefühle zu ordnen. Sie können Themen angehen, die Sie bei Bekannten nicht unbedingt zur Sprache bringen wollen. Allerdings sind Psychotherapeuten, die auch Erfahrungen mit den Auswirkungen von Hirnschädigungen haben, noch nicht allzu häufig. Deshalb wenden Sie sich frühzeitig an die Ärzte oder Therapeuten der Reha-Klinik. Fragen Sie nach Adressen von Psychotherapeuten oder psychologischen Beratungsstellen, die Sie bei Bedarf aufsuchen können.

Viele Angehörige empfinden das Nachlassen der Kräfte als persönliches Versagen. Bedenken Sie jedoch, daß dies in der Sache begründet ist und nicht an Ihnen persönlich liegt. Es geht nicht nur Ihnen so, denn niemand ist in der Lage, all diese Anforderungen über lange Zeit zu meistern, schon gar nicht ohne Rat und Hilfe.

5. Kapitel

Achten Sie auch wieder auf sich selbst!

die Patienten stehen im Mittelpunkt

Alles dreht sich um die Patientin oder den Patienten. In der Klinik, im Kontakt mit den Ärzten, mit den Pflegern oder mit den Krankenschwestern beziehen sich die Gespräche fast ausschließlich auf den Gesundheitszustand der Erkrankten. Dies ist in der ersten Zeit, in der das Überleben gesichert werden muß, selbstverständlich. Jedoch auch im weiteren Verlauf, z.B. während der Rehabilitation, richtet sich die gesamte Aufmerksamkeit auf das, was die Patienten wieder erreicht haben, oder auf das, was noch fehlt. Die Angehörigen werden in so manche Hilfestellungen eingeführt. Dazu kommen Hinweise, welchen Beitrag die Partner oder Eltern zum Prozeß der Genesung leisten können.

Dies scheint auf den ersten Blick alles sehr natürlich, und es geht nicht darum, hier die notwendige Hilfe für die Betroffenen in Frage zu stellen. Doch dürfen die Angehörigen nicht vergessen werden:

Angehörige achten zu wenig auf sich!

„Ich glaube, das ist genau das, was man zu Anfang der Krankheit vergißt, das ist nämlich man selber. Daß man plötzlich alles zurücksteckt und nur noch das Helfen sieht, daß man in dieses extreme Helfen so verfällt, daß man sich verliert. Und irgendwann versucht man, sich wieder selbst zu finden, und man kommt dann – also, ich bin damit dann nicht mehr zurechtgekommen.“

Viele Angehörige bemühen sich erst sehr spät, d.h. wenn ihre Kräfte nachzulassen beginnen, um Unterstützung von anderen Menschen oder Institutionen. Als Angehöriger achtet man lange Zeit nicht auf sich selbst und man wird auch von niemandem darauf aufmerksam gemacht.

„Es geht ja nur um ihn in der ersten Zeit, es fragt einen ja keiner, wie es einem selbst geht. Und das ist ja das Problem, es wird ja auch von einem zuviel verlangt."

von den Angehörigen wird einiges verlangt

„Auch was die Klinik betrifft, auch was die Therapeuten betrifft. Doch! Es wird vom Angehörigen einfach einiges abverlangt. Da werden dir die nötigsten Griffe schnell beigebracht von der Krankengymnastik, damit du ihn das nächste Mal allein ins Auto setzen kannst und wieder zurück in den Rollstuhl. Darum kommt man überhaupt nicht auf die Idee, daß man als Angehöriger angesprochen wird, über sich zu sprechen, weil das ist ja irgendwo ganz weit hinten, ich bin ja momentan nur für den Patienten da."

Das Schwierige an der Sache ist, daß man als Angehöriger in der Hektik der ersten Zeit, in dem Bemühen, alles Richtige und Notwendige für den betroffenen Jugendlichen oder den Partner zu tun, gar nicht bemerkt, was mit einem geschieht. Da braucht es schon einen Anstoß von außen.

Anstoß von außen

„Das ist etwas, was man den Angehörigen klarmachen muß, wenn man diesen Ratgeber macht. „Machen Sie doch mal was für sich!", also nicht: „Machen Sie mal ein Konzept für sich beide. Wie wird Ihr Alltag, wie wird Ihre Zukunft?", sondern das deutlich auf den Angehörigen beziehen: „Denken Sie doch einmal an sich, Sie könnten..." und so weiter. Mal irgendwie zehn Minuten nicht über den Patienten sprechen, daß man den mal wirklich draußen läßt."

„Ich glaub', es ist ganz wichtig, wenn sowas passiert, daß von den Ärzten nicht nur an die Patienten, sondern auch an die Angehörigen gedacht wird, daß man denen auch einen Schupfer gibt: „Machen Sie was für sich." Das ist, glaube ich, ganz, ganz wichtig. Und das hört man eigentlich nie am Anfang, weil nur der Patient wichtig ist."

„Ich habe ihn gepflegt und die Kinder gehabt, ich habe ihn jedes Wochenende abgeholt, weil ich gemeint hab', er muß raus. Bloß das andere Problem war natürlich, meine Wochenenden waren verplant, die waren hinüber. Ich habe praktisch sieben Tage in der Woche durchgearbeitet und hab' keine Ruhepause darin gehabt, und das wird körperlich einfach zuviel. Das ist so genau zweieinhalb Jahre so gegangen. Dann kam eben die Zeit, wo mir das mal jemand gesagt hat, daß ich das nur machen soll, wenn ich das auch will, und daß es dann besser geht. Aber darauf zu kommen, das ist ein langer Weg."

Auch die Verwandten oder Bekannten nehmen fast ausschließlich auf den Patienten Bezug. Es ist selten der Fall, daß sich Außenstehende mehr als beiläufig nach dem Befinden des gesunden Partners erkundigen.

„Da hat den ganzen Tag das Telefon geklingelt, und jeder wollte wissen, wie es dem P. geht und ob er sich schon gerührt hat, ob er schon was geredet hat. Und dann rief eine Freundin an, sagt sie: „Und wie geht's dir?" und ich gerade: „Nein du, er redet noch nichts, der hat die Augen noch nicht offen." Sagt Sie: „Ich will nicht wissen, wie es deinem Mann geht, ich will wissen: Wie geht's dir? Hast du mich nicht verstanden?" Und dann hab' ich erst mal gestutzt; hoppla, die will ja wissen, wie es mir geht! Es interessiert sich irgendjemand, wie es mir geht. Da hab ich bloß gesagt: „Frag nicht" und habe das Heulen angefangen."

„Ich hab' schon das letzte Mal gesagt: Wenn ich in meinen Verein komm', da ist das schon so, daß ich gefragt werde, wie es mir geht. Und da sag' ich: „Ja eigentlich im großen und ganzen geht's mir schon gut." Aber die nächste Frage ist natürlich: „Und wie geht's deinem Mann?" Und es geht halt immer wieder, immer wieder auf den Mann zurück. Das ist ganz klar, es weiß ja jeder, und dann kommt der

Nächste her und sagt: „Na, wie geht's dir denn, was macht dein Mann? Geht's ihm schon besser?“ Und schon geht die Leier wieder los.“

Bei allem ist noch ein anderer Aspekt zu bedenken, wie folgender Ausschnitt aus einer Diskussion in der Gruppe zeigt:

„Mir hat in dem ersten Jahr das Helfen geholfen.“

„Ja, man flüchtet sich sehr rein. Man ist sehr aktiv und kommt überhaupt nicht zu sich selber.“

„Und auch nicht zum Nachdenken.“

Helfen hat am Anfang noch eine Schutzfunktion

„Das will man ja gar nicht. Der Körper schützt sich selbst, man sucht sich ja immer was. Bei mir war es halt hauptsächlich mit den Besuchen bei den Ärzten. Dann ging es eben darum, daß er wegkommen sollte auf Reha, dann haben die es nicht geschafft, dann hab' ich mich da reingekniet. Ich hab's dann geschafft, daß er wegkommt. Also wirklich mit voller Power. Das erste Jahr, das war nicht normal!“

All diese Aktivitäten, das Helfen, das Sich-Kümmern um alles hat sicherlich für eine geraume Zeit auch eine Schutzfunktion. Doch achten Sie darauf, wann es Ihnen zuviel wird. Erst wenn Sie dies erkennen, könnnen Sie auch ganz bewußt etwas für sich tun:

etwas ganz bewußt für sich tun

„Ich hab' mir eben auch Massagen und Fango verschreiben lassen, ein bißchen was für sich tun. Und wenn ich Zeit hab', geh' ich eben auch zum Schwimmen, irgendwas, wo ich sag', ich muß was für mich tun. Bewußter an mich selber denken. Und das soll man unbedingt weitergeben.“

Und letztendlich kommt dies ja auch der oder dem Erkrankten zugute:

„Und man wird ruhiger dabei, und wenn man selber ruhig ist, dann ist auch der Partner anders. Wenn man selber so hippelig und aufgeregt ist, dann ist das ganz schlecht. Die haben irgendwie da, glaub' ich, auch ein ganz ein feines Gespür. Und das ist feiner als vorher."

Doch der erste Schritt ist, daß sich die Angehörigen wieder selbst wahrnehmen, daß sie auf sich selbst als Person wieder aufmerksam werden. Die Gefahr besteht, daß eigene Bedürfnisse und Wünsche immer mehr in den Hintergrund geraten, und zwar mehr, als notwendig ist.

6. Kapitel

Die Auswirkungen einer Hirnschädigung – mehr als nur Symptome!

Einige Folgen für die körperliche und geistige Leistungsfähigkeit, die ein Schlaganfall, ein Schädel-Hirn-Trauma oder eine andere Schädigung des Gehirns haben kann, wurden bereits angesprochen. Im wesentlichen können die Bewegungsfähigkeit von Armen und Beinen, das Sehen, die Sprache und das Sprechen sowie kognitive Leistungen (Konzentrationsfähigkeit, Gedächtnis, Denken) betroffen sein.

Solche oder ähnliche Aufzählungen werden Sie in den meisten Fachbüchern zu diesem Thema finden. Doch ist damit das Entscheidende, gerade für die Angehörigen, nicht beschrieben. Denn für sie relevant sind die Auswirkungen, die diese Beeinträchtigungen auf den Alltag und das tagtägliche Leben haben. Bei sensomotorischen Störungen wie z.B. Lähmungen sind einige Konsequenzen relativ offensichtlich. Es ist klar, daß sportliche Betätigungen derzeit nicht ausgeführt werden können. Als Laie macht man sich aber kaum Vorstellungen darüber, was noch alles dazu gehört: Schwierigkeiten bei der Körperpflege, beim Ankleiden oder bei der Essenszubereitung (versuchen Sie beispielweise, mit einer Hand ein Brot zu streichen oder ein Glas zu öffnen!).

Auswirkungen auf den Alltag

Daneben gibt es eine Menge von Alltagsverrichtungen, bei denen es nicht einfach ist, die Ursache für eine Fehlleistung zu finden. Dies gilt vor allem für komplexe Tätigkeiten und für viele Anforderungen im Beruf. Gerade die vermeintlich „leichten“ Störungen oder die sogenannten „Restdefizite“, die auch nach der Rehabilitation noch vorhanden sein können, werden hier relevant.

„Nicht-Wollen“ oder „Nicht-Können“ ?

„Ich halte das für das A und O, daß die Angehörigen überhaupt wissen, was mit dem Patienten genau los ist. Zuvor kann man ja gar nicht abgrenzen, was ist eigentlich Nicht-Wollen, was ist Nicht-Können. Das war mein Problem. Meinen Mann, als der von der Kur kam, durfte ich nicht mehr als krank bezeichnen. Er hielt sich für gesund. Ich hatte es aber mit einem Menschen zu tun, der sein Leben in keinem Belang meistern konnte. Und ich wußte gar nicht, was ist von ihm jetzt tatsächliches Nicht-Können. Ich habe ihm da sicherlich auch eine ganze Zeit lang Unrecht getan, daß ich ihn einfach überfordert habe, mit dem, was ich meinte, daß er erbringen kann, weil er vorgegeben hat, es zu können. Ja, da hab' ich mit meinen Kommentaren natürlich dann auch nicht mehr gespart. Und mir ist das tatsächlich auch erst in einem Gespräch, das ich mit einem Therapeuten geführt habe, bewußt geworden und klargemacht geworden, was ihm fehlt. Zuvor hatte ich gar keine Ahnung.“

Störungen des Planens

Bei diesem Beispiel handelt es sich um einen Patienten, der in der Planung und Ausführung zweckmäßiger Handlungen beeinträchtigt ist. Beispiele sind das Besorgen von Dingen, die für den Haushalt notwendig sind, die Planung und das Einhalten von Terminen, Reisevorbereitungen usw. Manche Patienten haben hier Schwierigkeiten. Sie besorgen Sachen, die sie momentan gar nicht brauchen, sie werden leicht von ihren eigentlichen Zielen abgelenkt, sie kommen mit der Zeitplanung völlig ins Hintertreffen, sie können sich schwer entscheiden. Dies sind aber auch Vorkommnisse, die jeder an sich erfährt, und wie die Ehefrau im obigen Beispiel berichtet, ist es im Alltag alles andere als einfach, zwischen „Nicht-Können“ und „Nicht-Wollen“ zu unterscheiden, vor allem wenn die Angehörigen gar nicht wissen, daß es so etwas wie eine Störung des Planens und Handelns nach einer Hirnschädigung geben kann.

Ermüdbarkeit Verlangsamung

Auch viele andere Beeinträchtigungen werden häufig fehlinterpretiert oder in ihren Auswirkungen auf den Alltag völlig unterschätzt. Beispiele sind schnelle Ermüdbarkeit, allgemeine Verlangsamung oder Auffälligkeiten im Gefühlsleben. Gerade die letztgenannten Veränderungen können große Probleme bereiten. Die Schädigung des Gehirns kann eine Rolle spielen, aber auch der Umstand, daß ein Patient seine Einbußen verarbeiten muß. Denn vieles, das nun nicht mehr oder nur mit Schwierigkeiten geht, war vorher selbstverständlich.

Eine Hirnschädigung ist somit nicht eine Erkrankung, bei der man isolierte und klar definierte Symptome einfach aufzählen kann, vielmehr gehören das Verhalten und Erleben dazu. Das ist vielen zuerst überhaupt nicht klar. Hieraus entstehen Schwierigkeiten, die über das eigentliche „Nicht-Können" weit hinausgehen. Für die Angehörigen entstehen Problemsituationen, in denen es alles andere als einfach ist zu entscheiden: Was hat das alles mit uns persönlich zu tun, und was ist Folge der Hirnschädigung?

das Verhalten und Erleben gehört dazu

Grundsätzlich möchten wir Ihnen raten, während der Rehabilitation nicht nur mit dem jeweils zuständigen Arzt Kontakt aufzunehmen, sondern ebenfalls mit wenigstens einem der Fachtherapeuten. Wenn Sie manche Verhaltensweisen des Erkrankten nicht verstehen, bemühen Sie sich um einen Gesprächstermin mit einem der Klinikmitarbeiter. Sprechen Sie in der Klinik auch die Alltagsprobleme an. Vieles sehen die Angehörigen zu schnell als privates Schicksal. Belassen Sie es bei einem Gespräch deshalb nicht nur bei der Frage: „Wie lange dauert es noch, bis sich die einzelnen Einbußen gebessert haben?"

dringender Rat: mit den Therapeuten Kontakt aufnehmen

Wir können auf den folgenden Seiten natürlich nicht auf alle Phänomene, die bei einer Schädigung des Gehirns auftreten können, im einzelnen eingehen. Auch sind die Auswirkungen bei jedem Patienten anders. Wir wollen aber auf häufig vorkommende Schwierigkeiten im Alltag aufmerksam machen, ebenso auf Begleiterscheinungen einer Hirnschädigung, die nicht immer als solche offenkundig sind.

Bedenken Sie, daß Fertigkeiten, die wir als ganz selbstverständlich erleben und über die wir normalerweise gar nicht nachdenken, für den Patienten nun nicht mehr ohne weiteres ausführbar sind. Daher ist es oft für Außenstehende sehr schwer, sich vorzustellen, was es denn nun wirklich bedeutet, wenn eine Körperhälfte gelähmt, der Gang unsicher ist, wenn man sich an manches nicht mehr erinnern kann oder die passenden Worte nicht mehr findet.

„Ich versuche, mich in ihre Lage hineinzudenken, die linke Seite gehört nicht mir. Ich habe mal im Heimlichen schon versucht, mit einer Hand zu arbeiten, die Hand runterhängen lassen, das Hemd auszuziehen, die Hose, ich hab's versucht. Da weiß ich, wie schwer es ist, teilweise wenigstens, denn ich hab ja noch mein volles Gefühl auf der Seite.“

Verlangsamung

Die Angehörigen müssen damit rechnen, daß körperliche und psychische Vorgänge bei den Patienten langsamer ablaufen. Dies liegt nicht nur an manchen Behinderungen, z.B. der Lähmung einer Hand, sondern generell an der reduzierten Verarbeitungsgeschwindigkeit des geschädigten Gehirns. Doch Vorsicht: eine langsame Sprache bedeutet nicht, daß der betroffene Patient auch Einbußen bei der Denkfähigkeit hätte!

Patienten sind nicht mehr so belastbar

Ferner sollten Sie beachten, daß die Patienten schneller ermüden, sich z.B. nicht so lange wie früher gewohnt konzentrieren oder einem Gespräch folgen können. Ganz allgemein ist die Belastbarkeit nach einer Hirnschädigung begrenzt. Dies bedeutet, daß viele gleichzeitige Informationen oder Reize die Patienten überfordern. Häufig ist es so, daß diese gar nicht merken, wenn sie an ihre Belastungsgrenzen kommen oder sie schon überschritten haben. Manchmal kann es auch sein, daß sie dies nicht merken wollen. Eine Überforderung endet jedoch meist mit Frustrationserlebnissen, die weitere negative Konsequenzen nach sich ziehen. Deshalb versuchen Sie, Überlastung zu vermeiden. Machen Sie den Patienten darauf aufmerksam, wenn er sich selbst in solch eine Situation bringt. Sorgen Sie für ausreichende Pausen. Selbstverständlich ist dies alles erst nach einer Reihe von Erfahrungen möglich, doch achten Sie auf Zeichen von Nervosität, Unruhe, Verwirrung oder Gereiztheit, die oftmals eine Überforderung anzeigen.

schwierige Situationen machen nervös

Manche Situationen, die für uns Gesunde ohne weiteres zu bewältigen sind, stellen bereits eine große Herausforderung dar. Und hier reagieren die Patienten, wie auch wir es in schwierigen Situationen tun: Wir werden nervös, unruhig und gereizt, manchmal auch wütend, wenn etwas nicht so läuft, wie wir es gerne hätten. Es kann auch sein, daß wir uns vor anderen schämen; wir ziehen uns zurück und vermeiden in Zukunft solche Situationen.

Gedächtniseinbußen werden oft falsch interpretiert

Wenn auch Gedächtnisdefizite aufgrund eigener Erfahrungen meist verstanden werden, sind dennoch „normale" Gedächtnislücken mit den Beeinträchtigungen hirngeschädigter Patienten kaum vergleichbar. Gedächtnisstörungen werden zudem oft fehlinterpretiert! „Paß doch besser auf! Konzentrier dich! Das kannst du doch nicht vergessen haben!" lauten dann die Vorwürfe. Doch denken Sie daran: Bei Gedächtnisstörungen hilft es nichts, sich anzustrengen; was nicht aufgenommen werden kann, ist nicht mehr verfügbar, es kann auch beim besten Willen nicht abgerufen werden.

Hilfsmittel bei Gedächtniseinbußen

Bei Gedächtnisstörungen ist der Gebrauch von Hilfsmitteln oft unverzichtbar. Einige Patienten schämen sich jedoch, diese zu verwenden, denn „früher hat man das auch nicht gebraucht". Meistens wird statt dessen auch von seiten der Angehörigen auf ein vermehrtes Training des Gedächtnisses gesetzt. Die Verbesserung der Gedächtnisleistungen gelingt damit jedoch nur bis zu einem gewissen Grad, weil das Gedächtnis nicht wie ein Muskel durch ein einfaches Training gestärkt werden kann. Viel nützlicher sind Hilfsstrategien, wie das sofortige Aufschreiben, die aber auch eingeübt werden müssen. Eine Unterstützung durch die Angehörigen kann helfen, die Scheu vor diesen oft als negativ angesehenen „Gedächtnisprothesen" zu überwinden.

Schwieriger als Gedächtnisprobleme sind Störungen des abstrakten Denkens oder Planungsstörungen zu begreifen. Wir sind darauf bereits am Anfang des Kapitels eingegangen, deshalb hier nur noch ein Beispiel:

„Wir hatten Besuch bekommen, mein Mann sagt, er kocht was. Ich bin ziemlich spät nach Hause gekommen, steht der Besuch draußen, und es war überhaupt nichts vorbereitet. Dann hab' ich halt schnell gekocht, damit wir das irgendwie im Rahmen zu Ende bringen, unsere Tochter muß ja auch ins Bett. Da war er stinkesauer und beleidigt, weil ich gekocht habe. Aber das ist das Problem, daß ich immer mit seiner mangelnden Zeiterfahrung konfrontiert bin."

Empfehlungen bei Sprachstörungen

Bei Sprach- und Sprechstörungen können sich die Patienten nicht immer klar ausdrücken, vor allem nicht so schnell, wie wir es im üblichen Gesprächsstil gewohnt sind. Haben Sie deshalb Geduld, warten Sie, bis der Patient ausgesprochen hat. Jedem kann es auf die Nerven gehen, wenn der Gesprächspartner den Satz beendet. Zudem sollten Sie versuchen, deutlich und langsam zu sprechen, verfallen Sie aber nicht in die „Kindchen-Sprache", so wie man es fast automatisch bei Kleinkindern oder bei Ausländern macht. Patienten mit Sprach- oder Sprechstörungen sind nicht geistig behindert. Auch bedeuten Schwierigkeiten, sich sprachlich auszudrücken, nicht unbedingt, daß der Patient Sie nicht versteht, denn der Gebrauch der Sprache und das Verstehen von Sprache sind zwei verschiedene Prozesse, welche durch die Hirnschädigung unterschiedlich stark betroffen sein können.

Wie bereits erwähnt, wird auch das Gefühlsleben eines Menschen durch das Gehirn gesteuert. Die Schädigung bestimmter Hirnbereiche kann dazu führen, daß die Kontrolle der Stimmungen nicht immer gelingt, so daß die Stimmungsschwankungen von Außenstehenden oftmals als unberechenbar erlebt werden.

das Gefühlsleben kann beeinträchtigt sein

„Die klassische Situation ist, wenn man wieder ins Krankenhaus gefahren ist und sich gefragt hat, wie wird die Stimmung sein, was erwartet mich heute, und dann hat man die Tür aufgemacht, und von zehn Besuchen war es neunmal anders, als man sich das vorgestellt hat.“

Noch schwerer nachvollziehbar sind abrupte Stimmungsumschwünge, die von einer Minute zur anderen passieren können. Weinen kann plötzlich in Lachen übergehen und umgekehrt. Generell stehen die Angehörigen bei der Einschätzung von Gefühlsäußerungen vor dem Problem, daß das Erleben einerseits durch die Hirnschädigung verändert sein kann, andererseits emotionale Reaktionen der Patienten auf bestimmte Ereignisse sich nicht grundsätzlich von denen gesunder Personen unterscheiden müssen. Die Einschränkungen ihres Leistungsvermögens müssen die Patienten erst noch verarbeiten. Es ist somit durchaus verständlich, wenn sie dünnhäutiger, nervöser, reizbarer, ungeduldiger geworden sind.

abrupte Stimmungsschwankungen

Für einige Patienten ist es sehr hilfreich, wenn die Umgebung geordnet und strukturiert ist, wenn sie alles übersehen und überblicken können. Deshalb erzeugen Ereignisse, die ihrer Erwartung zuwiderlaufen, wie z.B. Unpünkt-

manche Patienten brauchen eine feste Struktur

lichkeit oder etwas Unvorhergesehenes, für den Außenstehenden unangemessene emotionale Reaktionen. Ein anderes Beispiel sind zwanghafte Verhaltensweisen oder ein uns als übertrieben erscheinender Ordnungssinn, der jedoch ein Versuch sein kann, die Verwirrung und Unsicherheit einigermaßen in den Griff zu bekommen.

unzureichende Einsicht

Schließlich ist es für viele Angehörige eine schwere Belastung, daß manche Patienten wenig Einsicht in das Ausmaß ihrer Defizite oder in die Folgen dieser Beeinträchtigungen zeigen. Oft schätzen sie auch die Auswirkungen ihres Verhaltens auf andere nicht sehr realistisch ein.

Die Ursachen für diese Einschränkungen der Einsichtsfähigkeit sind sehr komplex. Wie so oft begegnet man auch hier der Problematik von „Nicht-Können" versus „Nicht-Wollen". Die Fähigkeit, das eigene Leistungsvermögen realistisch einzuschätzen, kann direkt durch die Schädigung des Gehirns beschränkt sein. Damit müssen die Angehörigen vor allem in der ersten Zeit rechnen.

„In der ersten Phase war in vielen Dingen keine Einsicht da, unser Sohn wollte weiter studieren, er wollte unbedingt wieder ein Auto usw. Ich habe oft gesagt: „Aber du kannst doch nicht" oder so ähnlich. Da hat er sich immer mehr reingesteigert, hat ein Mordstheater gemacht, ich hab' eineinhalb Stunden in der Klinik mit ihm diskutiert, und da hat man sich in etwas verrannt. Heute würde ich sagen, hätte ich damals gesagt, was für eine Auto willst du denn, dann wäre er in ein paar Minuten zufrieden gewesen. In diesem Stadium, ungefähr ein halbes Jahr nach seinem Unfall, war es völlig falsch zu versuchen, ihm so wahrheitsgetreu wie möglich zu sagen, das macht man so und so. Und überhaupt, nach einer Stunde hat er es eh wieder vergessen."

Die Angehörigen sollten den Zeitpunkt berücksichtigen, zu dem die Patienten sie mit Vorstellungen konfrontieren, die wenig realistisch sind. Vernünftiges Argumentieren, so wie es gewöhnlich früher möglich war, ist vor allem am Anfang wenig hilfreich. Vielmehr besteht die Gefahr, wie es der Vater im obigen Beispiel ausdrückte, „sich in etwas hineinzusteigern und zu verrennen." Dabei haben die Angehörigen zu dieser Zeit immer noch den Einwand, daß man erst die weitere Genesung abwarten muß.

vernünftiges Argumentieren wenig erfolgreich

Eine Quelle vieler Schwierigkeiten ist die Tatsache, daß die Patienten vor dem Unfall und der Hirnschädigung viele Dinge vollkommen beherrschten. Das Autofahren z.B. war selbstverständlich, darüber hat man sich keine großen Gedanken gemacht. In gewisser Weise gehört dies alles zum Selbstbild, so wie jede Person sich in ihren besonderen Eigenschaften sieht. Und dieses Bild ist sehr stabil. Die Einsicht, daß manches nun nicht mehr gilt, daß das Selbstbild verändert werden müßte, ist nicht automatisch vorhanden. Veränderungen sind erst mit der Zeit, wenn es mehr Erfahrungen gibt, zu erwarten.

Selbstbild

All dies sind Probleme, die Sie mit Klinikmitarbeitern besprechen sollten. Schildern Sie die schwierigen Situationen. Meistens ist es so, daß die Patienten die Empfehlung eines unabhängigen professionellen Helfers eher annehmen als den Rat der Eltern oder der Partner. In wichtigen Dingen (Wiederaufnahme des Studiums oder Alternativen dazu) ist manchmal ein Treffen aller Beteiligten – Angehörige, Therapeut(en), Patient – überraschend hilfreich.

Hilfe durch Klinikmitarbeiter

Eine weitere Möglichkeit zur „Konfliktbegrenzung" sind neutrale oder offizielle Stellen, z.B. der TÜV, wenn es um das Autofahren geht. Das Autofahren ist nicht nur für Jugendliche ein sehr „heißes" Thema:

neutrale Instanzen

„Es muß eine neutrale Institution sein. Da haben wir uns angemeldet beim TÜV. Da gibt es einen medizinischen Dienst, die haben so ähnliche Geräte wie im Krankenhaus.

Da hat sich also gezeigt, und es wurde auch ausführlich erklärt, daß die normalen Reaktionen schon funktionieren. Nur wenn es ein bißchen hektischer kommt, da reagiert unser Sohn wie ein 80jähriger, aber auch mit einer fürchterlichen Fehlerquote. Und die vom TÜV haben gesagt: „Schauen Sie her, Sie liegen in so einem schlechten Feld, daß wir empfehlen, nicht zu fahren". Da war er zunächst einmal ein bißchen geknickt, aber es war ein offizielles Statement, das hat er auch zur Kenntnis genommen."

Freundeskreis

Manchmal kann der Freundeskreis den hirnverletzten Jugendlichen eine realistischere Einschätzung erleichtern.

„Bei unserem Sohn ist das so: Wenn Dritte ihm ganz klar die Dinge sagen, nimmt er das viel besser an, da haben wir beide als Eltern keine Chancen. Und wenn er von Freunden, vor allem von jemand, den er schätzt, etwas gesagt bekommt, nimmt er das auch an. Er erwartet von Freunden, daß sie ehrlich mit ihm sind, auch ehrlich mit seinem Zustand, das ist etwas, was er von denen erwartet."

Die Patienten brauchen Zeit, sich an ihre veränderte Leistungsfähigkeit anzupassen. Dies gelingt oft erst, wenn sie aus der Rehabilitation, die doch einen geschützten Lebensraum darstellt, entlassen sind und mit dem Alltag konfrontiert werden.

7. Kapitel

Angehörige als Therapeuten?

Mehr als bei den meisten anderen Erkrankungen und Verletzungen sind hirngeschädigte Patienten in den grundlegenden Dingen des Lebens auf die Hilfe anderer Menschen angewiesen. Viele alltägliche Anforderungen, bei denen beide Hände benötigt werden (Körperpflege, An- und Ausziehen, Kochen, Brot schneiden usw.), sind nur langsam oder alleine gar nicht mehr zu bewältigen. Eine Unterschrift zu leisten, beispielsweise am Bankschalter, ist alles andere als selbstverständlich. Häufig können die Patienten nur mit Unterstützung anderer Personen Einkäufe tätigen und für Besorgungen die öffentlichen Verkehrsmittel benutzen, zum Teil auch wegen Problemen, sich räumlich und zeitlich zu orientieren. Manche Patienten haben Schwierigkeiten, sich wie gewohnt sprachlich zu verständigen, können somit oftmals auch das Telefon nicht benützen. Erledigungen bei Ämtern, Behörden, Post oder Banken sind für Menschen mit Sprach- oder Sprechstörungen keine Routineangelegenheit mehr.

in vielen Dingen des Alltags ist Hilfe notwendig

Diese und andere Beeinträchtigungen bedeuten ein Ausmaß an Abhängigkeit, das über die bei Krankheiten übliche Hilfsbedürftigkeit weit hinausgeht. Erschwerend kommt die lange Dauer einer solchen Abhängigkeit hinzu. Ein Ende der notwendigen Unterstützung ist, ebenfalls im Gegensatz zu vielen anderen Erkrankungen oder Verletzungen, nicht eindeutig festzulegen.

Abhängigkeit

Für die Partner hirngeschädigter Patienten bedeutet dies, daß sie eine Reihe von Aufgaben des Alltags übernehmen müssen. Als gesunder Partner merkt man lange Zeit nicht, welche Veränderungen sich dadurch für die Beziehung ergeben.

die Beziehung kann sich verändern

„Aus der Sicht als Frau, möchte ich sagen, ergibt sich so eine Rollenvermischung. Man ist die Liebesbeziehung, man ist die Mutter, man ist die Krankenschwester und man ist die Therapeutin, und das gleitet alles ununterbrochen ineinander, und es gibt einfach keine Grenze. Ein Problem ist auch, was Sie sagten mit dem Kindlichen, daß man z.B. ständig von der gleichberechtigten Rolle in so eine Mutterrolle kommt und den anderen als Kind hat, den man dann maßregelt und dem man sagt: „Jetzt laß das doch mal!“. Das ist ganz furchtbar, weil man dann in eine Struktur reinkommt, die den anderen in so eine Unmündigkeit bringt. Deswegen muß man da wieder drauf achten, bei sich selber zu bleiben sozusagen. Es ist schwierig, weil sich das kaum umgehen läßt; natürlich muß man sich um den anderen kümmern.“

Begleiterscheinungen des Helfens

Nicht die Hilfestellung ist das Problem. Komplikationen bereiten verschiedene Begleiterscheinungen, die mit der Beziehung zwischen dem Helfenden und dem Hilfsbedürftigen verbunden sind. Diese Begleiterscheinungen können gerade nach einer Hirnschädigung die vorherige Rollenverteilung in der Partnerschaft ganz erheblich verändern. Einige negative Auswirkungen auf das Zusammenleben lassen sich jedoch reduzieren, wenn man um diese Problematik frühzeitig weiß.

Gefahr, die Selbständigkeit zu untergraben

Bei vielen Auswirkungen einer Hirnschädigung ist es alles andere als klar, welches Ausmaß an Hilfe notwendig ist. So besteht die Gefahr, daß die Selbständigkeit und Unabhängigkeit des Patienten immer mehr untergraben wird, auch wenn beide Beteiligten es eigentlich gar nicht beabsichtigen.

„Mir ist es dann schließlich auch zu viel geworden, wo ich mir gedacht hab, ja irgendwie könnte mein Mann schon mehr machen, aber das hat sehr lange gedauert. Es ist sicher auch so, bevor er es nicht ganz richtig macht, mach

ich's lieber selber, und ich bin halt auch schneller, aber wenn jemand einem immer alles abnimmt, dann ist alles gleich selbstverständlich. Da muß ich sagen, da hab ich schon Fehler gemacht, weil, das merkt man selber gar nicht, das schleicht sich so ein, weil am Anfang schont man ja total, er ist krank und er ist nicht belastbar."

Die Hilflosigkeit der Patienten kann nur zu leicht ein überfürsorgliches Verhalten der Helfenden nach sich ziehen. Wie die Ehefrau im obigen Beispiel treffend beschreibt, schont man den Kranken, man nimmt auf ihn Rücksicht und versucht, alle Anforderungen von ihm fernzuhalten. Ausmaß und Art der notwendigen Unterstützung ändern sich jedoch sehr stark im Laufe der Wiederherstellung nach einer Hirnschädigung. Was am Anfang nötig war, kann in einer späteren Phase nicht mehr angebracht sein. Dies ist aber nicht leicht zu erkennen.

überfürsorgliches Verhalten

„Die Rollen wechseln ja nicht nur in einer Einbahnstraße, so in dem Sinne: Mein Partner ist krank, und ich übernehme einen Teil der Aufgaben; das ist ein Teil. Der andere Teil ist ja, daß die Besserung des kranken Partners eine andere Rollenveränderung zurück zu mehr Normalität schafft. Also dies Weg-von-der-Normalität geht ganz schnell, aber dieses Zurück, das geht langsam, das ist eine Entwicklung, das ist nicht mehr so selbstverständlich."

Dieses „Zurück zur Normalität" muß von beiden Partnern gemeinsam geleistet werden. Manchen Patienten bereitet es aber Schwierigkeiten, den Partner oder auch die Eltern darauf aufmerksam zu machen, daß sie weniger Unterstützung brauchen. Sie wollen durch die Ablehnung der gutgemeinten Hilfe den anderen nicht vor den Kopf stoßen. Fragen Sie deswegen gelegentlich, ob denn eine bestimmte Hilfestellung noch notwendig ist.

„Zurück zur Normalität"

„Aus dem Bereich der Sprache kann ich ein Beispiel geben. Ich war früher nie der Sprecher der Familie, das war eher

meine Frau. Nach der Erkrankung hab' auf einmal ich geredet und bin in diese Rolle reingerutscht. Und ich hab' auch noch geredet, als sie hat wieder reden können. Ich hab' auch geredet, wenn meine Frau daneben war. Doch irgendwann hat sie mir das gesagt, und ich hab's dann auch gemerkt: „Wieso red' da eigentlich ich?" Zum Beispiel bei manchen Ärzten: Da sitzt meine Frau, und der Arzt redet mit mir. Und das ist das Tödlichste, was man mit einem Patienten machen kann. Ein guter Trick ist dann, wenn der Arzt oder jemand anders mich anredet, aber eigentlich meine Frau meint, dann schau' ich meine Frau an und nicht den anderen."

einige Patienten klammern sich an

Es ist aber nicht selbstverständlich, daß solche Initiativen zur Rückgewinnung der Selbständigkeit von den Patienten selbst ausgehen. Einige Teilnehmer unserer Gruppen schilderten das Problem, daß sich ihre Partner ausgesprochen hilflos verhalten. Alle Entscheidungen, selbst bei den banalsten Dingen, werden dem Partner überlassen. Die in jeder Beziehung vorkommenden Diskussionen oder Auseinandersetzungen über unterschiedliche Standpunkte werden vermieden. In vorher nicht erlebter Art und Weise klammern sich die Patienten am anderen an.

„Es ist ein großes Problem, daß man für den anderen im Leben plötzlich alles ist. Man merkt, man ist die Traumfrau, was man zuvor gar nicht war, zuvor war man nicht so traumhaft. Ich persönlich werde plötzlich so hochstilisiert, daß ich einfach alles verkörpere, aber auf der anderen Seite ist es auch so, stößt ihn sicher auch einiges ab bei mir. Also das ist nicht immer diese ganz große Liebe, sondern die spüren ja die immense Abhängigkeit, das ist alles ambivalent."

„Das kann ich bestätigen. Sie sind plötzlich die Traumfrau, ich bin der ideale Mann."

„Aber es ist sehr viel Angst, ja Angst ist es. Was ist, wenn diese Person weg ist? Was bleibt über? Man braucht sich ja nur vorstellen, was man selber für eine Angst hätte.“

Andere Patienten, gerade wenn sie vor der Erkrankung stark auf ihre Unabhängigkeit bedacht waren, reagieren auf das Angewiesensein auf die Unterstützung durch andere Menschen mit starker Gereiztheit und Aggressivität. Selbst durchaus sinnvolle Hilfestellungen werden abgewiesen. Die Abwehr und Reizbarkeit kann der gesunde Partner wiederum als Geringschätzung seiner Hilfsbereitschaft empfinden.

andere Patienten reagieren gereizt

„Bei meinem Mann ist es so, daß er einfach bestimmte Gedankengänge nicht mehr nachvollziehen kann. Er fühlt sich dann unterlegen und er steigert sich dann so rein, daß er sich nicht mehr für voll genommen fühlt, daß er sich mir unterlegen fühlt, daß ich sowieso weiß, wo es langgeht. Und wenn er dann ganz ohnmächtig wird, dann wird er immer wütender. Also, er war auch schon vor der Krankheit etwas jähzornig, aber es hat sich nie so unmittelbar gegen meine Person gerichtet.“

Ganz allgemein kann es passieren, daß der gesunde Partner nicht mehr so spontan reagiert wie vor dem Ereignis, um auf den Erkrankten Rücksicht zu nehmen oder um aggressive Reaktionen zu vermeiden. Auch dies bewirkt nur schwer zu entwirrende Verwicklungen in der Partnerschaft.

die Spontanität geht zurück

„Man schliddert da in so ganz komische Geschichten rein, wo man schon zu überlegen anfängt: „Sollst du es sagen, sollst du es nicht sagen?“ Dann ist es eh schon falsch, weil man soll da nicht lange überlegen, denn wie in meinem Fall, zwanzig Jahre verheiratet, da weiß ich doch eigentlich, mit was ich meine Frau verletze oder nicht, da habe ich vorher ja auch nicht groß überlegt.“

In manchen Familien sind die Veränderungen im Zusammenleben sehr gravierend:

„Ich habe schon Schwierigkeiten mit dem Begriff „Partner". Ich finde den persönlich etwas problematisch, weil ich dieses Wort „Partner" nicht mehr gebrauchen kann, das füllt sich für mich mit keinem Inhalt; denn mein Mann ist für mich im Alltag eigentlich kein Partner mehr, also generell vom Leben her, von den Anforderungen, die das Leben an mich stellt. Bei der Bewältigung sämtlicher Dinge, Arrangements, Kindererziehung bin ich allein verantwortlich. Ich habe eigentlich zwei Kinder zuhause, dem einen Kind darf ich was sagen, dem anderen Kind nicht, wobei dies andere Kind, mein Mann, aber erwartet, daß ich die Richtung vorgebe. Aber ich muß dies möglichst schonend und unbemerkt tun. Dies ist alles so verzerrt, ich fühle mich da so desorientiert."

Veränderungen der Persönlichkeit

Nach schweren Kopfverletzungen oder anderen massiven Schädigungen des Gehirns kann es auch zu Veränderungen kommen, die die gesamte Persönlichkeit betreffen.

„Das schlimmste für jeden Angehörigen ist wirklich die Persönlichkeitsveränderung. Das andere würde man ja alles akzeptieren. Früher ist meine Frau ein besonders liebenswürdiger und hilfsbereiter Mensch gewesen, und jetzt diese Veränderung. Das ist für den Partner schwer zu schlucken, das ist am schwersten."

„Sein Wesen ist total anders geworden. Sein Verhalten ist so kindlich und weinerlich, völlig anhänglich. Dann auch wieder aggressiv, wenn man ihm widerspricht. Dann entschuldigt er sich wieder tausendmal. Und er redet ja sehr viel. Wenn ich heimkomme, das ist wie ein Wasserfall, wie er sich die Schuhe anzieht, wie er die Treppe raufgeht, was er ißt. Manchmal kann ich's nicht mehr ertragen, ich meine, ich bin den ganzen Tag berufstätig, ich muß mich um

alles kümmern. Dann sagt er schon: „Ich weiß, ich reg' dich auf, ich sag' jetzt nichts mehr." Aber das vergißt er nach einer Viertelstunde, dann geht's wieder los."

Eine weitere schwere Belastung für die Partnerschaft, vor allem wenn noch Kinder vorhanden sind, ist eine gesteigerte Aggressivität des Patienten. Falls eine Beziehung durch die Folgen einer Hirnschädigung derart gefährdet ist, sollten Sie dies nicht alleine zu lösen versuchen, sondern sich um eine psychologische Beratung bemühen, d.h. um einen neutralen Gesprächspartner, mit dessen Hilfe Sie Ihre Vorstellungen und Bedürfnisse, Ihre Zukunft, klären können.

bemühen Sie sich um eine Beratung

Beide Partner brauchen Zeit, um sich über die ganze Problematik, die auf eine Partnerschaft zukommen kann, klar zu werden. Dabei ist es sehr hilfreich, wenn die Beteiligten offen über die Schwierigkeiten reden können.

beide Partner brauchen Zeit

„Also das erste, was ich gemerkt habe, das war die Angst bei mir, daß hier von Seiten meiner Frau diese absolute Abhängigkeit von dem, der Hilfe leistet, entsteht. Das ist eine andere Abhängigkeit, als man sie vielleicht Leuten, die sich lieben, zugesteht: Vor allem auch die übergroße Dankbarkeit, davor habe ich so große Angst bekommen, daß wir das sofort besprochen haben. Das war ein Hauptthema über Wochen. Und ich habe ihr immer wieder gesagt: „Das, was ich für dich getan habe, das hättest du doch auch für mich getan." Das war die Grundlinie."

Ein solches Miteinander-Reden ist keineswegs selbstverständlich. Häufig ist zu beobachten, daß sich alles nur um Verbesserungen beim Gehen, beim Sprechen, beim Gedächtnis usw. dreht. Man ist der Meinung, daß sich alles weitere dann schon geben wird. Hierbei kommen jedoch viele andere für das Zusammenleben wichtige Themen zu kurz. Sicherlich ist ein solches Aussprechen und Diskutieren an

Miteinander-Reden ist wichtig

eine entsprechende geistige und sprachliche Verfassung und ein relativ unbeeinträchtigtes Einsichtsvermögen des kranken Partners gebunden, doch die Grenzen kann man nur feststellen, wenn man solche Gespräche versucht.

Krankenrolle

Bei alldem ist ein Gespräch natürlich nicht in jedem Fall die Garantie für die praktische Umsetzung der Absichten. Ganz unabhängig von der Schwere der Einschränkungen kann allein schon die Krankenrolle des Patienten mit sich bringen, daß Angehörige viel mehr Aufgaben übernehmen, als eigentlich notwendig wäre.

"Man sollte dem Kranken nicht zuviel abnehmen, er soll sich mehr zutrauen, weil bei mir war's am Anfang auch so, daß ich meinem Mann alles abgenommen habe. Aber er kann ja doch etliches, wo man am Anfang glaubte, daß das nicht funktioniert."

„Ich mein', es gibt ja so Sachen, z.B. Haushaltssachen, so hat es eigentlich angefangen, wo ich dann gesagt habe, bestimmte Dinge soll er übernehmen. Es geht an mit Müll ausleeren, unten im Keller ist die Katzentoilette, die macht mein Mann sauber oder Spülmaschine ausräumen. Das sind so Dinge, die hab' halt zuerst alle ich gemacht."

bei kleinen Dingen beginnen

Nur durch Ausprobieren kommt man weiter. Beginnen Sie bei kleinen alltäglichen Dingen. Eine große Gefahr ist, daß Angehörige vieles selbst machen, nur weil es schneller und einfacher geht.

„Ich kenne auch so Sachen, denn man macht viel zuviel selber, auch bei alltäglichen Dingen, die man eigentlich oft selber gleich macht, weil es schneller geht. Aber dann muß man es selber wieder lernen, daß man sagt: „Das und das übernimmst du wieder." Und dann funktioniert es eigentlich auch."

„Also das geht nicht von heute auf morgen, und da ist sehr viel Geduld nötig, und die hat man nicht immer. Das ist ganz normal, aber ich find', damit kann man nicht früh genug anfangen. Das ist meine persönliche Erfahrung, und ich hab' im Grunde viel zu spät angefangen.“

ohne Risiko geht es nicht

Bei allen Versuchen, den Patienten zu mehr Selbständigkeit zu verhelfen, werden Sie ein bestimmtes Maß an Risiko einkalkulieren müssen. Haben Sie auch den Mut, den Betroffenen nicht immer mit Samthandschuhen anzufassen.

„Ich muß sagen, wenn ich so zurückblicke, ich hab' eigentlich sehr lange die Nerven behalten. Es ist erst jetzt, wo manchmal was zusammenkommt, wo ich weniger Nerven hab' wie vor ein paar Jahren. Und er kann ja jetzt viel mehr als vor ein paar Jahren, das hab' ich damals akzeptiert, aber heut akzeptiere ich nimmer alles. Ich hab mir gesagt: Wie ich an mir arbeiten muß, so muß auch der Patient an sich selber arbeiten.“

die einseitige Rollenverteilung verändern

Bei der Förderung der Selbständigkeit geht es nicht nur darum, bestimmte Aufgaben wieder mehr zu verteilen und damit die Angehörigen zu entlasten. Viel wichtiger ist, die einseitige Rollenverteilung Helfer-Patient zu verändern.

„Es geht ja nicht nur um so praktische Hilfe, sondern auch darum, daß man die Erfahrung macht, der andere macht einfach was für einen. Da ist völlig wurscht was, und wenn es nur was Kleines ist wie den Mülleimer runtertragen, aber das ist wichtig. Man muß den anderen dazu bringen, das zu machen, weil man sich sonst völlig ausgenützt vorkommt. Man übersieht es auch ziemlich lange, daß man selber auch was braucht, daß man die ganze Richtung auch mal umkehrt, daß man auch explizit sagt: „Hilf mir doch mal bei dieser oder jener Sache“, daß der andere das mal hört. Er soll sehen: „Ich kann auch helfen, und man traut mir das und das zu.“

das Selbstwertgefühl stärken

Das nützt beiden Partnern, denn das Selbstwertgefühl der Patienten wird dadurch wieder etwas gestärkt:

„Meine Frau will sich bestätigt fühlen, sie will sagen, ich bin nicht mehr ganz sinnlos, ich kann ja wieder was. Es ist so, daß sie dann ganz stolz ist, wenn sie wieder etwas kann. Da sollte man nichts Abfälliges sagen, auch wenn noch nicht alles perfekt ist."

Die skizzierten Schwierigkeiten für eine Partnerschaft treffen im wesentlichen auf viele chronische Erkrankungen und Behinderungen zu. Bei hirngeschädigten Patienten müssen sich die Angehörigen noch mit einem weiteren Problem auseinandersetzen.

Angehörige in der Therapeutenrolle

„Ich weiß nicht, wie es andere machen, ich gerat' halt eben sehr stark in die Bahn, zuviel Therapeut zu spielen und dabei eben mit Sicherheit meinen Mann oft zu überfordern. Ich mein' halt immer, na ja, wenn man jetzt da übt oder etwas macht, dann geht's vielleicht schneller. Das ist wahrscheinlich ein ganz ein großer Fehler, den man als Partner macht. Man ist ja eigentlich der Partner und nicht der Schullehrer."

Das Wort Schule wird auch oft von den Patienten selbst gebraucht, wenn sie von der Rehabilitation reden. Dies liegt nahe, denn die Behandlung hat etwas von einer Schule an sich. Es gibt einen Stundenplan, es wird geübt, es wird etwas Neues gelernt. Nur heißen die Lehrer eben Therapeuten. Es gibt aber einen entscheidenden Unterschied zwischen den Therapeuten in der Klinik und Ihnen als Angehörige:

„Ein Therapeut ist eine offizielle Person. Diese Person tritt ja nicht wie beispielsweise Sie, Frau S., mit dem jeweiligen privatem Hintergrund auf, sondern als Therapeutin S.. Das ist ein Riesenunterschied. Das kann ich als Part-

nerin nicht. Therapeuten in der Klinik werden ganz anders respektiert.“

Schließlich ist für die Therapeuten in der Reha-Einrichtung diese Rolle nach der Arbeit zu Ende. Eine solche klare Grenze existiert für die Angehörigen nicht, denn sie sind praktisch den ganzen Tag unter anderem auch Therapeut(in).

„Ich merk' das halt bei uns, irgendwie möcht' ich ihn immer beschäftigen. „Lies halt was, geh' mal an den Computer. Machen wir da vielleicht ein bißchen was, sollen wir Sprichwörter üben?“ oder „Machen wir dieses, oder machen wir das.“ Dann fang' ich halt noch einmal das Bohren an, und dann ist es tatsächlich wieder so, daß er explodiert und daß wieder ein Schlag kommt. Dann hau ich natürlich zurück, und dann haben wir die Aggression schon wieder, durch dieses dauernde Den-Therapeut-Spielen.“

Gefahren der Therapeutenrolle

Diese Beschreibung zeigt deutlich die Gefahren der Therapeutenrolle. Eine solche Situation kann aber auch zu einer zunehmenden Verschlossenheit oder zu anderen Reaktionen führen. Die Erfahrungen im obigen Beispiel bewirkten jedoch auch, daß eine andere Strategie ausprobiert wurde:

„Immer möcht' ich was tun, daß es wieder vorwärts geht. Das spürt er wahrscheinlich dauernd. Ich strahl' wahrscheinlich auch diese Unrast aus, ich merk's ja oft, wenn ich hin und her renne, ganz gschaftig, ihn regt's auf. Aber manchmal bin ich wirklich soweit, daß ich sag', jetzt lass' ich ihn mal an einem Sonntag. Wenn er nicht aufsteht, lass' ich das Nörgeln sein, daß er aufstehn soll. Dann liegt er im Bett, und dann auf einmal holt er sich von meinem Bett ein Buch rüber, das ich einfach so nebenbei liegen lass' – schon wieder der Therapeut, der eben was bereitlegt. Aber er holt's sich und liest drin. Dann lass' ich's halt und dann

passiert es, daß er bis um zwei Nachmittag im Bett ist, aber er war friedlich. Und ich hab einen friedlichen Sonntag gehabt. Das ist die neueste Erkenntnis bei mir, seit ungefähr drei Wochen.“

Die Entscheidung über Art und Häufigkeit therapeutischer Maßnahmen bei Patienten mit Hirnschädigungen ist schwierig, und zwar auch für die Therapeuten in der Klinik. Dafür sind Kenntnisse und Erfahrungen notwendig. Deshalb sprechen Sie mit den jeweiligen Fachtherapeuten ausführlich darüber, welche Übungen Sie vernünftigerweise zu Hause machen können. Sie sollten aber auch überlegen, inwieweit Sie diese Therapeutenrolle im Sinne eines Pädagogen überhaupt übernehmen wollen.

„Das Therapeut-Sein ist eigentlich nicht unsere Aufgabe. Unsere Aufgabe ist ja die Lebens- oder Liebesbeziehung. Dabei soll man bleiben. Und mein Vorschlag ist, daß man nicht maßregelt, sondern dem anderen sagt, daß man manches nicht mehr machen kann und auch nicht mehr will.“

8. Kapitel

Umgang mit Reizbarkeit und Aggression

Viele Angehörige beklagen, daß die Patienten in der Zeit nach der Schädigung des Gehirns aggressiver geworden sind. Was mit Aggression gemeint ist, kann sehr verschieden sein. Einige Beispiele:

Beispiele

„Die erste Zeit war unser Sohn schon sehr aggressiv und impulsiv. Wegen den Bewegungsstörungen ist halt meistens was schief gegangen; da ist er so zornig geworden, daß er entweder den Löffel weggeschmissen hat oder die Gabel, oder manchmal, wenn er den Kaba verschüttet hat – es war ihm völlig egal, wie die Wand dann ausgeschaut hat, er hat einfach mit Händen und Füßen rumgehaut."

„Ja, da hat mein Sohn eben diesen Mann, der sich offenbar vorgedrängelt hat – wo er meinte, er wäre dran – den hat er wirklich an der Jacke genommen. Das ist eigentlich nie mehr passiert, daß er direkt Leute angegriffen hat, aber er hat sie vielleicht angeschrien und hat sich aufgeregt. Er ärgert sich wahnsinnig darüber, wenn er glaubt, ungerecht behandelt zu werden. Er ist da deutlich empfindlicher geworden."

erschreckend ist die Stärke des Ärgers

Bei diesen Beschreibungen ist der Anlaß für das aggressive Verhalten der Patienten durchaus verständlich. Jeder weiß aus eigener Erfahrung, wie ärgerlich man werden kann, wenn etwas nicht gelingt oder wenn man sich ungerecht behandelt fühlt. Unerwartet und für die Partner oder Eltern oft erschreckend ist aber, wie stark und in welcher Form der Ärger zum Ausdruck kommt.

„Mein Sohn fuhr mit der S-Bahn schon alleine, aber er war da noch etwas ungeschickt, und es waren am Bahn-

steig Räder abgestellt, und er ist an ein Rad gekommen, da sind die umgeflogen. Die Besitzer haben gesagt: „Depp, kannst nicht aufpassen“ oder irgend so etwas. Und da konnte er sich überhaupt nicht halten, er hat sie angebrüllt: „Ich bin behindert!“ Aber das schreit er dann so laut, daß jeder am Bahnsteig sich umdreht. Das konnte er ganz schwer unter Kontrolle bringen, wie er dann reagiert. Ich glaube, da kann er heute schon besser damit umgehen, wenn man auch nie ganz sicher ist, ob er überlegen reagiert oder da nicht auch vollkommen die Fassung verliert. Das ist natürlich möglich.“

plötzlich die Fassung verlieren

Gerade dieses „vollkommen die Fassung verlieren“ ist das Beängstigende an diesen Ereignissen. Dazu kommt die Plötzlichkeit. In den Beschreibungen der Angehörigen wird immer das Explosionsartige solcher Reaktionen betont. Weiterhin wird über eine vorher nicht gewohnte Gereiztheit berichtet, die zwar nicht die Stärke der oben geschilderten Reaktionen besitzt, die aber auch als unverhältnismäßige Aggressivität erlebt wird.

Gereiztheit

„Wenn was nicht fahrplanmäßig läuft, dann kommt auch die Aggression, d.h. wir hatten doch das und das zu der Zeit vorgehabt, und aus irgendeinem Grund geht es nicht. Und dann kommt plötzlich bei meiner Frau die Aggression raus. Es kommt was dazwischen, Sie wissen selber, wie es im Alltag ist, und die vorher übliche Verständigung klappt nicht mehr. Und dadurch entsteht ein, ich will nicht sagen Wutausbruch, aber doch, ja Aggression.“

Empfindlichkeit

Die Patienten sind empfindlicher, nervöser und dünnhäutiger geworden. Sie sind weniger in der Lage, selbst geringere Frustrationen zu verkraften. Dies ist teilweise durchaus verständlich, da die Umstände der Erkrankung natürlich „an den Nerven zerren“. Doch genauso schwer ist es für die Angehörigen, im Alltag ständig mit solchen Phänomenen konfrontiert zu werden. Hier ist es nicht unbedingt das einzelne Ereignis, das die Belastung ausmacht, sondern die Summe dieser Vorfälle über einen längeren Zeitraum hinweg.

„Zur Zeit ist es ein großes Problem bei mir, daß durch die gesteigerte Aggressivität meiner Frau, ich meine die Neigung zu Widerspruch, Ausbruch von Tränen und Explosionen wegen Nichtigkeiten usw. meine Nervenkraft so in Anspruch genommen wird, daß ich mich nicht mehr in der Lage sehe, die ganze Situation zu meistern. Allein die Forderungen – früher hat meine Frau gesagt: „Bitte gib mir mal die Schlüssel." – jetzt kommt irgendein kategorischer Imperativ, ein Befehl."

Schließlich gibt es aber auch Situationen, in denen die Diskrepanz zwischen Anlaß und Stärke der Aggressivität noch ausgeprägter ist. Hier haben es die Angehörigen oder auch Bekannte und Freunde noch viel schwerer, den Grund für das aggressive Verhalten zu verstehen:

verbale Aggressionen

„Das Objekt der Aggression war eigentlich zuerst außen, es waren fremde Leute. Wir sind z.B. U-Bahn gefahren, und dann stand da jemand im Weg und ist nicht weggegangen. Und dann sind wir ausgestiegen, und dann hat er gesagt: „Den hau' ich z'amm, dem schlag' ich eins in die Fresse." Also solche Ausdrücke, die hat er früher nie gebraucht; er ist eigentlich schon eher ein ruhiger Mensch gewesen. Und mich hat das immer total erschreckt, weil das auch sehr unvermittelt war. Das ist eigentlich das Charakteristische an diesen ganzen Aggressionen, daß sie unvermittelt einsetzen."

Gerade hier wird klar, welche Belastung es ist, ungewohnte Reaktionsweisen zu erleben. Als Angehöriger ist man vor allem am Anfang gar nicht darauf gefaßt. Es geht oft sehr schnell, wie eine Mutter beschreibt:

Aggression gegen Sachen

„Ich kann mich an ein Ereignis in unserer Ferienwohnung entsinnen. Wir hatten etwas mit dem Fußboden gemacht – mit Wachs eingelassen oder so – und mein Sohn konnte nicht augenblicklich telefonieren. Wir haben versucht, ihm zu sagen, daß er fünf Minuten warten muß, aber er hat ja neben dem Problem mit der Aggression auch ein bißchen das Problem des Eingefahren-Seins. Wenn er sich etwas vorgenommen hat, muß das möglichst jetzt und sofort geschehen. Da leidet er auch heute noch ziemlich drunter. Er ist also in sein Zimmer gelaufen und hat die Tür dermaßen zugeknallt, daß sämtliche Rahmenleisten absprangen und die Türfüllung herausfiel."

Aggressives Verhalten steht aber nicht nur mit Frustrationen in Zusammenhang:

„Ich habe das Gefühl, Aggression kommt dann auf, also ich kann jetzt nur von meinem Mann sprechen, wenn er sich mit der Situation nicht auskennt, wenn er das nicht realisieren kann, was los ist. Das sieht man dann oft am Blick, da gehen die Schultern hoch, Schweißausbruch kommt, dann ist das fast wie ein Feindbild, das er sich zusammenstellt. Er fühlt sich da immer bedrängt und dann kommt eben die Aggression raus, gegen jeden, der ihm in die Nähe kommt."

Aggression und Gedächtniseinbußen

In einer solchen Lage der Orientierungslosigkeit befinden sich häufig Patienten mit schweren Gedächtnisstörungen. In ihrem Erleben fehlt die Beständigkeit. Oftmals können sie Veränderungen nicht richtig einschätzen, beispielsweise wenn sie von einer neuen Pflegeperson betreut werden. Sie werden ängstlich, aufgeregt und nervös. In solchen Situationen kommt man leicht dazu, sich bedroht zu fühlen und dann aggressiv zu reagieren.

Aggressives Verhalten ist häufig auch dann zu beobachten, wenn die Patienten an die Grenzen ihrer Fertigkeiten stoßen.

„Zum Beispiel, es gibt irgendeine Diskussion, und er meint, er hat recht. Am Anfang ist es dann oft so gewesen, daß er angefangen hat, mit mir zu rangeln oder zu raufen, wenn er verbal nicht mehr weiterwußte. Er wollte halt zeigen: Ich bin der Stärkere.“

Therapeut(in): „Darf ich fragen, war das früher anders? Gab es da solche Situationen nicht? Denn zum Teil sind solche Streitereien normal; man muß sich mit den Eltern ja auseinandersetzen, wer recht hat. Aber Sie meinen, da hat sich etwas geändert?“

„Ja. Vorher haben wir das halt ausdiskutiert. Es war einfacher, eine gemeinsame Linie zu finden, die dann jeder akzeptiert hat. Jetzt ist es anders: War er vorher zufrieden, wenn ich ihm erklären konnte, warum er nur teilweise recht hat, wird er eben jetzt schnell aggressiv. Mittlerweile hat er wieder gelernt, besser damit umzugehen, aber anfangs ist er gleich explodiert.“

Bei diesem Beispiel leuchtet es ein, daß jemand, der in einer Diskussion verbal nicht mehr mithalten kann, zu anderen Mitteln greift, um sich durchzusetzen. Trotzdem sind solche Ereignisse für alle Beteiligten belastend und können zu weiteren Komplikationen führen, weil aggressives Verhalten ja auch beim Gegenüber heftige Reaktionen auslöst.

was können Angehörige tun?

Was können Angehörige tun? Wenn wir im folgenden einige Anregungen zu dieser Frage geben, so müssen wir gleichzeitig betonen, daß es sich hier um Vorschläge handelt, die zum Nachdenken über mögliche Vorgehensweisen führen sollen, aber nicht automatisch für jeden Fall gleich passend sein können.

Eine denkbare Strategie besteht darin, Situationen zu vermeiden, bei denen solche aggressiven Ausbrüche sehr leicht vorkommen können. Dies ist natürlich erst nach einer gewissen Zeit möglich, wenn die Angehörigen mit dem Auftreten aggressiver Reaktionen einige Erfahrungen gesammelt haben. So hat eine Mutter bemerkt, daß ihr Sohn dann aggressiv reagiert, wenn er an die Grenze seiner Leistungsfähigkeit stößt.

Aggression und Überforderung

„Ich wußte dann schon immer vom Gefühl her, es dauert nicht mehr lange, die Aggression wird kommen, und sie kam dann auch meistens. Also ich mußte schon aufpassen. Gerade beim Sport, wo mein Mann zu unserem Sohn dann oft gesagt hat: „Ach komm, das Eck laufen wir jetzt noch entlang.“ Das bringt aber einfach nichts mehr, weil ich finde es auch für meinen Sohn wichtiger, das, was er tut, befriedigend zu tun und mit einem Erfolgserlebnis zu beenden als mit einem großen Schreien.“

Grenzen der Belastbarkeit

Patienten mit einer Hirnschädigung sind generell nicht mehr so belastbar. Die Angehörigen sollten deshalb versuchen, auf die Belastungsgrenzen zu achten. Es ist auch ratsam, immer wieder einmal eine Ruhepause einzuschieben. Damit können Überforderungssituationen vermieden werden, die häufig Anlaß zu aggressiven Ausbrüchen geben. Dies ist wichtig, weil die Patienten selbst oft zu spät realisieren, wann die Grenze ihrer Leistungsfähigkeit überschritten wird.

Aggression und Therapeutenrolle

Aggressionen können auch dann entstehen, wenn die Patienten ihre Selbständigkeit bedroht sehen oder wenn sie sich unterlegen fühlen. Gerade wenn Angehörige eine Therapeutenrolle übernehmen, besteht die Gefahr, den Patienten mit Übungsmaßnahmen zu überfordern, auch wenn die Angehörigen es gut meinen.

„Ich meine, seit dem Unfall kümmern wir uns alle ausführlich um die Person des Jungen, oder man befaßt sich auch mehr mit der Materie. Ich kann mir nicht vorstellen,

daß ich, der R. ist jetzt 17, daß ich mich, wenn der Unfall nicht gewesen wäre, so stark um gewisse Dinge bei ihm gekümmert hätte. Bei jedem Wort, das er sagt, denkt man sofort: Hat er das denn richtig formuliert, oder war es wieder falsch?"

„Wenn man ihn verbessert, verträgt er es manchmal und manches Mal wird er ganz narrisch: „Ich weiß schon, ich sage alles falsch." Sie werden unheimlich sensibel, also das habe ich bei meinem Sohn auch gemerkt. Er war früher bei weitem nicht so sensibel."

Aus verschiedenen Gesprächen mit den Jugendlichen wurde deutlich, daß es sehr problematisch werden kann, wenn die Eltern in bester Meinung bestimmte Fehler immer wieder korrigieren, Hilfestellung geben und etwas klarmachen wollen. Das kann – wie es die Jugendlichen ausdrücken – unheimlich auf die Nerven gehen, weil es keine Pause mehr bei der Therapie gibt. Die Eltern und generell die Angehörigen und Freunde der Patienten sollten unbedingt darauf achten, nicht ständig als Therapeut oder Lehrer aufzutreten. Es kann unerträglich werden, immer unter Überwachung zu stehen: „Warte einmal, das war falsch, wie heißt das richtig?" Dies kommt gerade bei Sprech- oder Sprachproblemen häufig vor. Jeder hört, ohne sich anzustrengen, wenn ein Wort falsch gesprochen wird. Hier ist es wirklich fatal, wenn jemand dies immer korrigiert. Die Gefahr besteht hauptsächlich darin, daß Angehörige zu „Dauerkritikern" werden. In einem solchen Fall ist schließlich kein normales Gespräch mehr möglich, bei dem das Zuhören wichtiger ist als die Belehrung.

ständiges Korrigieren

Andere Situationen, in denen möglicherweise Aggressionen aufkommen, sind Diskussionen über Themen wie die sofortige Wiederaufnahme des Berufs oder das Autofahren, die aufgrund der noch unzureichenden Einsicht der Patienten gerade in der frühen Phase nach der Hirnschädi-

fruchtlose Diskussionen

gung sehr schnell in fruchtlose und heftige Streitgespräche ausarten können. Wenn möglich, sollten die Angehörigen sich nicht auf solche Diskussionen einlassen.

„Also ich kenne das auch, wo ich anfangs gedacht habe, mit Reden bin ich doch früher auch zurechtgekommen. Das verhält sich ein bißchen wie mit einem Kind. Weil ein Kind, wenn es wütend ist, ist auch unzugänglich für die Sprache, da muß man auch weggehen und einen späteren Zeitpunkt finden, wo man wieder drüber sprechen kann. Und so verhält sich das, glaube ich, auch bei dem kranken Partner, daß man erst mal Distanz suchen sollte, um zu reden und konstruktiv zu sprechen, einen Zeitpunkt, wo er emotional nicht mehr so erregt ist."

Hier wird eine andere nützliche Strategie angesprochen, nämlich der Versuch, sich zu distanzieren, und dies kann durchaus im körperlichen Sinne geschehen:

„Das hat mir erstens mal die Frau W. gesagt, und meine Tochter, die vormittags bei meinem Mann ist, die hat das schon viel zeitiger erkannt. Weil sie ist meinem Mann körperlich nicht gewachsen, weil sie nicht ganz so groß ist, also die ist immer schon weggegangen. Man muß ihn in Ruhe lassen. Das habe ich jetzt mittlerweile rausgekriegt. Sonst bin ich also richtig das rote Tuch. Immer wenn ich weiter dableibe, dann wird er noch wütender. Aber wenn ich dann mal in einen anderen Raum gehe und einfach mal eine Stunde wegbleibe, so tue, als ob ich fort wäre, dann ist es weg."

sich der Situation entziehen

Therapeut(in): „Sie gehen also aus der Situation raus, und es ebbt dann von selber ab?"

„Das ist jetzt neu, daß ich rausgehe. Vorher habe ich mich eben auch gewehrt. Ich meine, ich lass' mich nicht immer puffen, da habe ich dann zurückgepufft, aber das ist eine

so unschöne Situation, und eben auch weil es das früher nicht gegeben hat bei uns. Dann hat die Frau W. auch gesagt: „Probieren Sie, wegzugehen", und dann bin ich raus. Meistens gelingt es, wenn ich mich dem Blickfeld total entziehe. Ich gehe einfach raus aus dem Raum, daß er mich nicht mehr sehen kann. Und so nach eineinhalb Stunden ist er dann ruhiger."

Diese Strategie ist selbstverständlich nicht immer möglich, vor allem dann nicht, wenn die Sorge, daß etwas passieren könnte, zu groß ist und man den Patienten deshalb nicht alleinlassen will. Das Beispiel zeigt ebenso, daß ein „Zurückgeben", wie es bei gesunden Partnern nicht ungewöhnlich ist, bei einem Menschen, der aufgrund seiner Hirnschädigung die Kontrolle über seine Gemütsregungen zu verlieren droht, kein geeignetes Mittel ist. Dieses „Zurückgeben" muß nicht nur im körperlichen Sinne verstanden werden. Auch bei einer Auseinandersetzung mit sprachlichen Mitteln kann es ratsam sein, mit Gegenargumenten erst einmal zu warten und die Diskussion nicht zu sehr anzuregen, solange der Patient emotional erregt ist.

„Zurückgeben" ist nicht zweckmäßig

Nicht jeder Aggressionsausbruch ist jedoch vermeidbar, gerade am Anfang, wenn die Erfahrungen noch fehlen. Ist es doch einmal passiert, dann ist es sehr ratsam, erst etwas abzuwarten.

„In dem Stadium, wo er das noch gar nicht steuern konnte, konnte man in dem Moment sowieso nicht mit ihm reden. Da haben wir ihn halt eine Weile in seinem Zimmer gelassen. Und dann bin ich halt so nach vielleicht zehn Minuten reingegangen. Es war sehr interessant, daß er es überhaupt nicht steuern konnte und gesagt hat: „Ich seh' nur, was ich angerichtet habe, daß meine Tür kaputt ist – aber warum ich das eigentlich gemacht habe, oder wieso ich jetzt so heftig reagiert habe, weiß ich auch nicht." Ein

paarmal, wenn er darauf angesprochen wurde, hat er gesagt, wie sehr er selber darunter gelitten habe.“

gesprächsbereit bleiben

Dieses Beispiel zeigt, daß viele Patienten über ihre überschießende Reaktion im nachhinein beschämt sind. Deshalb ist es wichtig, nach solchen Ereignisse mit dem Patienten zu reden und sich nicht beleidigt zurückzuziehen. Hier kann man dann versuchen, herauszufinden, ob es Anlässe für die Aggression gegeben hat, die vielleicht in Zukunft besser zu vermeiden wären.

„Dann sage ich: „Komm, geh her, trinken wir einen Tee oder irgendetwas.“ Und dann ist er sichtlich erleichtert. Dann kann er auch über die Situation sprechen, und ich kann dann auch manches Mal herausfinden, warum er so reagiert hat. Er erklärt es dann manches Mal und sagt: „Ich wollte eigentlich dies oder jenes sagen oder tun, und dann ist es nicht so gekommen, wie ich wollte. Dann ist eine Wut in mir hochgekommen, und dann habe ich überhaupt nichts mehr sagen können.“ Es hat sich also alles so vermischt, daß nur noch diese Reaktion für ihn möglich war. Aber es ist ganz wichtig für ihn, daß man hinterher zeigt: Okay, das ist passiert, aber deswegen ist die Welt trotzdem noch in Ordnung. Wir können darüber reden und versuchen, es das nächste Mal anders zu machen oder besser.“

Um jedoch in der Situation selbst möglichst gefaßt zu bleiben und nachher „objektiv“ über die Vorkommnisse reden zu können, ist es hilfreich, die Aggression so wenig wie möglich auf sich selbst zu beziehen. Es ist durchaus vorstellbar, daß die Angehörigen, seien es nun die Eltern oder die Partner, dies alles zunächst einmal als persönliches Schicksal erleben. Fragen tauchen auf wie: „Was habe ich gemacht, daß er plötzlich so aggressiv ist?“

„Ja, das tut man auch am Anfang. Da sucht man immer nach Fehlern: Wo hast du jetzt falsch reagiert. Und das ist

eigentlich eine große Hilfe, wenn es einem einmal erklärt wird, daß es bei unserem Sohn – es muß ja nicht bei allen gleich sein – einfach wie ein Wasserspiegel ist, der ansteigt und einmal schwappt es über. Und wenn man diese Information hat, dann geht man einfach mit dem Problem anders um. Und man sagt: „Na gut, es war anscheinend wieder mal notwendig, daß er mal überschäumt", und nimmt das dann auch nicht mehr so persönlich und kann damit besser umgehen, muß ich sagen."

persönliche Betroffenheit mildern

Die Einstellung, daß der Wutausbruch nicht unbedingt etwas mit dem eigenen Verhalten zu tun hat, daß da vielleicht auch Auswirkungen der Hirnschädigung beteiligt sind, kann sehr hilfreich sein, um die persönliche Betroffenheit zu mildern.

Die bisherigen Beispiele beschreiben aggressive Verhaltensweisen, die sprachlich zum Ausdruck kommen oder sich gegen Sachen richten. Bei einigen Patienten kommt es jedoch nach der Hirnschädigung zu Situationen, in denen die Aggression ein für alle Beteiligten gefährliches Ausmaß erreicht, weil sich die Aggression gegen Personen wendet. Hier müssen die Angehörigen unbedingt Grenzen setzen.

Aggression gegen Personen

„Bei meinem Mann hat sich das wirklich bis ins äußerste gesteigert, also inklusive Stuhl hochheben und zum Messer greifen und sogar vor unserer Tochter. Und als ich dann zu ihm gesagt habe. „Wenn du dich nicht im Griff hast, dann rufe ich jetzt den Notarzt, er soll dir helfen", das war für ihn der limitierende Faktor. Da stand er plötzlich da, das hat ihn von oben bis unten gerissen, und er sagte: „Bloß nicht das." Ich habe es seitdem noch zweimal angewandt, einfach weil es für mich der Endpunkt war. Ich konnte ihm nicht mehr helfen, und ich habe gesagt, wenn du dich jetzt nicht in den Griff kriegst, dann muß ich jemanden holen. Und das war für ihn der Zeitpunkt, wo er gesagt hat: „Ich muß wieder an mir arbeiten."

„Ich drohe ihm damit, das ist ganz richtig, daß ich es nicht mehr schaffe, mit solchen Situationen umzugehen, und daß ich Hilfe brauche in diesen Situationen. Also es ist nicht, daß er jetzt abgeschoben wird, sondern daß ich es nicht mehr kann. Ich werde mit der Situation nicht mehr fertig, weil er sich selber auch nicht mehr im Griff hat. Und da braucht man eben die Hilfe von außen, wenn man sich untereinander nicht mehr helfen kann."

Hilfe für den Notfall

Die Ehefrau hat in diesem Beispiel vorerst nur mit dem Notarzt gedroht, was ausreichend war, die Aggression zu stoppen. Es kann aber notwendig werden, tatsächlich Hilfe zu holen, und im Zweifelsfall sollten die Angehörigen nicht damit zögern. Sind solche Situationen einmal aufgetreten, sprechen Sie unbedingt mit Klinikmitarbeitern darüber. Entwerfen Sie gemeinsam Pläne für Notfälle. Wir sind der Meinung, daß die Angehörigen in diesen Situationen, gerade wenn aggressive Handlungen auftreten, ernsthaft überfordert sind. Viele Familien quälen sich mit solchen Problemen jedoch sehr lange Zeit herum, weil die Hemmungen, Hilfe in Anspruch zu nehmen, sehr groß sind.

Die angeführten Beispiele zeigen, wie schwierig das Thema Aggression ist. Das Gefühlsleben eines jeden Menschen wird durch das Gehirn im komplexen Zusammenspiel vieler Komponenten gestaltet. Eine Schädigung in diesem Gefüge kann Folgen haben, die schwer vorauszubestimmen sind. Grundsätzlich haben viele hirngeschädigte Patienten Schwierigkeiten bei der Steuerung und Kontrolle ihrer Gefühle. Eine Reihe von Situationsfaktoren (Überlastung, Überforderung, Meinungsverschiedenheiten, Frustrationen, Versagensgefühle, Orientierungsschwierigkeiten, ständiges Korrigieren usw.) trägt jedoch ebenso zu einer gesteigerten Aggressivität und Gereiztheit bei. Selbstverständlich kann man als Betroffener nicht alles berücksichtigen oder gar kontrollieren.

„Man darf nicht davon ausgehen, daß man es immer richtig macht. Es gibt auch Fälle, wo man falsch reagiert, wo man dann durch Gegenreaktionen vielleicht gerade noch die Kurve kratzt. Aber es ist sicher so – man hat sicher auch Treffer. Aber man tastet sich sehr, sehr, häufig da hin. Und man hat sich von Anfang an hintasten müssen: Was geht, wie geht es? Meine Erfahrung ist: Einfach Verständnis und Liebe zu zeigen ist wirklich für das Kind ganz wichtig. Und das unabhängig vom Alter. Es muß wissen, daß man wirklich immer zu ihm steht, daß man es mag – und zwar ganz gleich, was da passiert ist – daß es weiß: Da kann ich immer zurück."

Im obigen Beispiel heißt es „man tastet sich da hin". Dies trifft sicherlich die Situation, in der man als Angehöriger steht, am besten. Bei allen Bemühungen, die Schwierigkeiten in den Griff zu bekommen, sollten Sie als Angehöriger jedoch einen weiteren wichtigen Aspekt nicht vergessen.

„Ja, da habe ich manchmal ganz menschlich reagiert und zwar, weil meine Nerven einfach irgendwo total am Ende waren und habe auch mal geheult. Und das war sehr interessant, daß er dann doch das wahrgenommen hat und sehr kurz danach kam: „Komm, Entschuldigung, ich wollte das nicht." Und eigentlich, daß er fast erschrocken ist darüber, was er da angerichtet hat, das ist vorgekommen. Aber ich muß auch sagen, die Wahrnehmungsfähigkeit für das ist natürlich am Anfang nicht ohne weiteres dagewesen und die ist auch heute noch etwas eingeschränkt."

In den bisherigen Schilderungen war oft von einem Verlust der Kontrolle die Rede, und von den Patienten wissen wir, wie schwierig eine solche Steuerung der Gefühle für sie ist. In einigen Beschreibungen berichteten die Angehörigen aber auch von Verbesserungen in Lauf der Zeit, d.h. die Betroffenen waren besser oder häufiger in der Lage, wieder Einfluß auf emotionale Vorgänge auszuüben. In diesem Sinne sollten auch die Angehörigen danach streben, den Patienten wieder mehr und mehr die Verantwortung dafür zu übertragen. Betont wurde ebenfalls immer wieder, daß die Angehörigen dauernd dazulernen müssen, das gilt ebenso für die Patienten.

Obwohl der Prozeß der Wiederherstellung bei einer Erkrankung oder Verletzung langwierig und kompliziert ist, darf man das Ziel einer Annäherung an „normale Lebensverhältnisse“ nicht aus den Augen verlieren. Selbstverständlich gibt es auch hier von Familie zu Familie Unterschiede in dem, was von den Betroffenen erwartet werden kann.

„Aber trotzdem ist es so, ich glaube, daß man einfach so jemanden wirklich ganz normal behandeln muß wie einen Gesunden, soweit es die Situation erfordert. Umso akzeptierter kommen sie sich auch vor. Das gilt auch für den Umgang miteinander; hier kann man nicht alles durchgehen lassen, weil die Gesellschaft diese Extreme einfach nicht akzeptiert. Das ist zwar auch der Bereich, wo man Fehler machen kann, man muß es aber doch austesten.“

„Ich finde, man muß schließlich klarmachen, daß es so einfach kein Umgang ist. Natürlich hat mein Partner Angst, aber ich habe auch Angst. Und damit müssen wir beide umgehen. Da muß er sich genausoviel Mühe geben wie ich, beide sind aktiv an der Genesung beteiligt, man kann das nicht einfach aufteilen.“

Grenzen sind notwendig

Auch den hirnverletzten Jugendlichen tun die Eltern schließlich keinen Gefallen, wenn sie keine Grenzen setzen:

„Es gibt auch verzogene Kinder, und es kann sein, daß behinderte Kinder noch verzogener werden. Aus dem Grund, weil sie natürlich die Behinderung haben und weil man

sagt: „Um Gottes Willen, denen kann man doch nicht das antun, daß man sie zusätzlich noch hart erzieht.“ Das ist die Umkehrung. Und da den goldenen Mittelweg zu finden, ist meiner Meinung nach äußerst schwierig.“

Um sich diesem Mittelweg zu nähern, ist es hilfreich, sich stets auch die Zeit vor dem Unfall oder der Erkrankung in Erinnerung zu rufen. Damals gab es sicherlich auch Auseinandersetzungen, nicht druckreife Bemerkungen, etwas lautere Töne usw. Was wollte man damit erreichen? Wie ist man früher damit umgegangen? Und vor allem: Wo lagen die Grenzen des Tolerierbaren? Diese Fragen können helfen, den Maßstab für „normale“ Umgangsformen wiederzufinden.

wo lag früher die Toleranzgrenze?

9. Kapitel

Depression: Die gängigen Tröstungen passen nicht recht!

Für jede Beziehung ist es eine große Belastung, wenn ein der Partner längere Zeit niedergeschlagen, bedrückt und traurig ist. Entsprechend bereitet es den Eltern Sorgen, wenn bei Jugendlichen gerade in der pubertären Phase derartige Verstimmungen auftreten und andauern. In solchen Perioden verlieren die Betroffenen das Interesse und die Freude an fast allen Aktivitäten. Ständige Müdigkeit und Energielosigkeit bestimmen das Bild. Depressiv gestimmte Menschen ziehen sich von der Umwelt weitgehend zurück. Sie werten sich selbst ab, machen sich permanent Vorwürfe und geraten immer mehr in einen Zustand von Hoffnungslosigkeit. Oft sind auch Schlaf und Appetit beeinträchtigt. Ein besonderes Merkmal depressiver Verstimmungen ist es, daß sie sich leicht auf andere Menschen übertragen können.

„Es ist meistens schon so, daß, wenn sich mein Mann schlecht fühlt, daß es mir auch schlecht geht. Ja gut, es kommt vor, daß ich mich auch mal nicht gut fühle. Das ist dann aber keine Niedergeschlagenheit, sondern einfach Überlastung.“

Helfen ist keine leichte Aufgabe

Gerade weil die Nahestehenden bei einer Depression mitleiden, möchten sie helfen. Doch ist dies keine leichte Aufgabe, wie jeder, der sich in solch einer Situation befand, weiß. Für gutgemeinte Ratschläge sind depressiv gestimmte Menschen wenig empfänglich. Die Anregungen prallen an Einwänden ab, daß aus diesem oder jenem Grund gerade in ihrem Fall nichts helfen könne. Prinzipiell gibt es auch keine Patentrezepte, wie man mit schweren Enttäuschungen und Verlusten umgehen kann. Ähnlich ist die Situation bei hirngeschädigten Patienten und ihren Angehörigen:

„Ja sicher, das belastet einen selber auch, man ist ja nicht immer in Hochstimmung. Und wenn man merkt, daß der Partner ein Tief hat, das wirklich so weit geht, daß er auch weint, wo man sieht, daß das keine Hysterie ist, sondern richtiger Weltschmerz, da steht man schon hilflos da, auch wenn man versucht, so mit Trösten: „Das wird schon wieder", wo man im Hinterkopf hat: „Na ja, so einfach ist das nicht", das ist schon belastend."

mit gängigen Tröstungen kommt man nicht weit

Diese Hilflosigkeit ist sehr wohl verständlich, denn vieles, was man sonst erwidern würde und was vielleicht in anderen Situationen des Alltags geholfen hat, scheint hier nicht so recht zu passen. Die gängigen Tröstungen und Aufmunterungen, wie etwa „Davon geht die Welt nicht unter", „Es gibt doch Wichtigeres als dies im Leben" oder „Es wird sich schon eine Lösung finden lassen", wagt man als Angehöriger erst gar nicht anzuführen. Auch beim größten Liebesschmerz von Heranwachsenden könnten die Eltern die Jugendlichen mit dem Hinweis auf die sicherlich noch kommende „große Liebe" über die erste Trauerphase bringen. Doch was sollen die Eltern im folgenden Beispiel erwidern?

„Ich habe zu meinem Sohn immer gesagt: „Weißt du, Geld ist nicht so wichtig, alles, was du lernst, das kann man dir nicht wegnehmen." Jetzt sagt er: „Gell, Vater, man hat mir auch das, was ich gelernt habe, weggenommen."

einfache Antworten kann es nicht geben

Hier kann es keine „richtige" Antwort geben, vor allem keine einfache. Allerdings geraten die Helfenden nur zu schnell in die Gefahr, es wissen zu sollen! Manche Angehörige empfinden eine Situation, in der ihnen die passenden Antworten fehlen, als persönliches Versagen.

„Ich habe die allererste depressive Phase noch im Krankenhaus erlebt. Da hat er zwei Tage fast nichts gesagt und war so, sie kennen das alle, diese Art von Verlassenheit, so richtig körperlich kriegt man das mit. Wenn jemand sich

ganz nach innen zieht. Ich hatte nur Angst, daß er richtig wegrutscht, also daß ich den Kontakt zu ihm verliere. Und da hab ich versucht, darauf zu achten, auch wenn es nur ganz wenig ist, daß er mich berührt. Und ich hab ihn dann auch so wie immer gehalten, hab ihn aber sonst gelassen, weil das Gespür da war, daß er da erst mal realisiert, was passiert ist. Und daß es natürlich ein wahnsinniger Schock ist für die ganze Person, daß er sozusagen dem erst mal seelisch nachkommen muß. Und ich finde, dem muß man auch erst mal Zeit geben, das ist schon notwendig."

Zu realisieren, was passiert ist, und den ersten Schock zu verarbeiten braucht Zeit. Dies ist bei allen einschneidenden Ereignissen im Leben der Fall. Für die Angehörigen bleibt hier nicht mehr als die Rolle eines Begleiters, dessen Aufgabe vor allen Dingen ist, den Kontakt nicht abreißen zu lassen. Denken Sie auch daran, daß ein In-sich-Zurückziehen für den Erkrankten eine Schutzfunktion hat, um vom ganzen Ausmaß der negativen Aspekte nicht überwältigt zu werden.

Angehörige als Begleiter

Solche Phasen sind hauptsächlich in der ersten Zeit nach der Hirnschädigung zu erwarten. Doch wird man auch Monate danach mit „Trauerperioden" rechnen müssen, da die Folgen einer Hirnschädigung erst mit der Zeit in ihrem ganzen Ausmaß deutlich werden. Viele Patienten erwarten im Grunde von ihren Angehörigen auch keine Lösungen, die alle Schwierigkeiten beseitigen. Hilfreich ist bereits das Gefühl, daß jemand da ist, daß die Betroffenen nicht alleine sind.

Problematisch wird es hauptsächlich dann, wenn die Angehörigen den Kontakt zum Patienten zu verlieren meinen:

Gefahr, den Kontakt zu verlieren

„Meine Tochter zieht sich ganz zurück, kapselt sich direkt ab. Da darf ich auch gar nichts sagen. Sie kommt mir vor, wie wenn sie ganz alleine ist. Das ist meine größte Angst."

„Wissen Sie, das schlimmste ist, wenn mein Mann sich immer mehr zurückzieht und immer weniger redet. Und das merke ich schon. Manchmal frag' ich: „Wie geht's?" – „Ach gut". Und dann sag' ich, daß es nicht wahr ist. Wissen Sie, man merkt, das ist nicht wahr. Er ist nicht gelöst, er kann nicht drüber reden. Und dann kommt schon mal was; er hat schon gesagt: „Ich bin ja nichts mehr. Ich bin ja niemand mehr." Aber er spricht nicht richtig drüber."

Dies kann oft beunruhigender und belastender sein, als wenn der Partner offen seine Traurigkeit zeigt:

„Ja, das ist für mich das Problem. Weil in dem Moment, wo er das offenlegt, könnte man vielleicht darüber reden. Aber so kann man nicht darüber reden, und ich kann ihm das auch nicht nehmen. Ich weiß ja, wenn man Probleme hat und man schluckt alles bloß in sich rein, die Probleme werden immer mehr. Und wenn man mal drüber sprechen würde mit jemand, dann ist es schon ein bißchen leichter. Ich meine, daß man da besser helfen könnte, als wenn er alles bloß in sich reinfrißt und gar nichts raus läßt."

Selbstabwertungen der Patienten

Eine besonders schwierige Situation entsteht, wenn die Angehörigen mit immer wiederkehrenden Aussagen konfrontiert sind, in denen sich der Erkrankte als minderwertig oder überflüssig bezeichnet.

„Ich glaube, es hat angefangen als ihm klar geworden ist, was mit ihm los ist. Er hat gesagt: „Ich bin ein blöder Hund, ich kann nichts mehr", seitdem ist es angegangen und nachdem er seinen Beruf nicht mehr hatte; der war doch alles für ihn. Und wenn ich sage: „Es gibt ja noch so viele Dinge, die man machen könnte, Reisen und so weiter", so kommt nur ein müdes Lächeln. Er horcht mir zu, aber ich habe das Gefühl, er nimmt es nicht an. Jetzt, wo er alles erkennt, ist es für ihn ja schlimmer. Er sagt eben: „Ich bin ein Niemand, ein Nichts. Einer ist zuviel, das bin ich." Das sind so die Formulierungen."

„Ich kann mich an die Zeit noch gut erinnern, wo mein Mann heimgekommen ist, wo er sich hat gehen lassen, wo er die Flügel hat hängen lassen. Er ist ins Bett, ist fast überhaupt nicht aufgestanden, er hat überhaupt keinen Antrieb gehabt und hat gesagt: „Ich bin ja umsonst da, ich gehöre ja weg, und es ginge dir ja besser, wenn ich nicht da wäre." Manchmal bin ich narrisch worden und hab' halt geschimpft. Ich hab' immer meinem Mann versucht klar zu machen: „Was würdest du sagen, wenn ich das sage." „Ja, das wäre schlimm." Dann sage ich: „Warum meinst du, ist das für mich angenehm, wenn du mir immer sagst, du kommst nicht heim, oder du schmeißt dich vor den Zug?" „Ja, das meine ich nicht so." „Aber die Tatsache ist doch, daß du das sagst, und denke doch daran, wenn ich das sagen würde." Und so habe ich immer wieder versucht, mit meinem Mann zu reden, aber das war eine schwierige Situation".

Gerade diese Situationen, in denen sogar Selbstmordgedanken geäußert werden, erzeugen ein starkes Gefühl der Hilflosigkeit, weil man sich doch gezwungen fühlt, unbedingt etwas zu unternehmen.

Selbstmordgedanken

"Das ist für den Partner schon sehr schlimm, es setzt einen schachmatt, man ist hilflos, und mein Mann hat gesagt, er geht jetzt und schmeißt sich vor den Zug. Was macht man in einer solchen Situation, soll man ihn gehen lassen oder nicht? Passiert dann was, dann sagt man: „Ja wie konnte ich!" Aber ich hab' dann damals nicht anders gekonnt, ich dachte: Er muß gehen. Wenn ich einmal irgendwie nachgebe, dann hat es ja die Wirkung gezeigt. Es ist schwierig."

Selbstmordgedanken sind natürlich sehr ernstzunehmen. Wie sind sie zu interpretieren? Man hat bei depressiven Erkrankungen die Erfahrung gemacht, daß es manchmal als ein eher günstiges Zeichen zu werten ist, wenn der Betroffene seine Gedanken mitteilt, die Suizidäußerungen also als Aufforderung zur Hilfe oder durchaus auch als „Drohung“ zu verstehen sind – in jeden Fall als ein Appell an die Umwelt. Eine gefährliche Entwicklung kann sich abzeichnen, wenn depressive Patienten sich zurückziehen, abkapseln, nicht mehr darüber sprechen wollen, alles alleine mit sich ausmachen.

kümmern Sie sich um Hilfe!

Auch an dieser Stelle bleibt nur der Rat: Wenn Sie sich in solchen Situationen überfordert fühlen und wenn Sie unsicher sind, wie diese Selbstmordgedanken zu bewerten sind, vor allem, falls diese öfter geäußert werden, kümmern Sie sich um Hilfe, sprechen Sie mit dem behandelnden Arzt oder während der Rehabilitation mit den Klinikmitarbeitern. Versuchen Sie nicht, dies alleine zu lösen, und zögern Sie auch nicht zu lange. In solchen Situationen braucht jeder Hilfe.

Entwicklung über die Zeit

Wie bei den bisher besprochenen Auffälligkeiten (z.B. Aggressivität) schilderten die Angehörigen aber auch beim Umgang mit depressiven Verstimmungen eine Entwicklung über die Zeit. Am Anfang fühlten sich die meisten hilflos, doch lernten sie, die Situation besser einzuschätzen.

„Anfangs hat es mich geschmerzt, mittlerweile gehe ich einfach dagegen an und sage, daß es nicht stimmt. Nur er ist der einzige, der sagt, daß er ein dummer Hund ist. Keiner von uns sagt das. Weil ich bin auch davon überzeugt, daß es nicht stimmt. Und er weiß eigentlich so viel, wenn er gut drauf ist, und es kommt so viel, es kommen jetzt auch Erinnerungen und Träume.“

„Ich habe gesagt: „Ja hättest du das für mich nicht getan, wenn es umgekehrt gewesen wär'?“ O.K., das hat natürlich schon einen Vorteil, wenn man längere Jahre zusammen ist, da ist jeder mal ein Gebender oder ein Nehmender, aber das hat hundertprozentig gewirkt. Das hat uns am Anfang, die ersten paar Wochen, sehr geholfen, und schon so in dem

Sinne einer nüchternen Rechnung, daß man sagt: „O.K., jetzt bist du die Betroffene, und ich helfe dir. Und wenn es umgekehrt gewesen wäre, hättest du das doch genauso getan, und du wärest beleidigt gewesen, wenn ich dann so dahergeredet hätte."

Gerade für jemanden, der alles tut, um dem anderen zu helfen, sind solche Reden sehr verletzend. Die eigenen Anstrengungen werden nicht nur nicht gewürdigt, was man unter diesen Umständen vielleicht noch akzeptieren könnte, sondern sie werden als nutzlos bewertet. Daß die Partner gelegentlich auch heftig reagieren, ist sehr verständlich:

„Depressionen kenne ich an mir in dieser Zeit fast gar nicht, sondern ich bin halt stocknarrisch geworden, bin ausgerastet, wenn mein Mann zu heulen angefangen hat, z.B. wenn er ein Wort nicht rausgebracht hat. Ja, mein Gott, wenn ich mich da in dieser Zeit auch noch fertiggemacht hätte, dann wäre überhaupt nichts mehr vorwärtsgegangen, dann wäre ich ihm ja auch keine Hilfe mehr gewesen."

„Die erste Zeit war ich auch relativ hilflos, mit dem depressiven Verhalten umzugehen. Erst seit ich mich vor den Depressionen nicht mehr fürchte, sowohl vor den eigenen als auch vor denen meines Mannes, ist es besser. Wenn so etwas ist, daß ich mich eher auch in der Lage sehe, dazu Stellung zu nehmen, also auch was Unangenehmes in der Depression dazu zu sagen. Ein bißchen ähnlich wie Sie, Sie haben geschrien, ich sag es halt so."

„Am Anfang zieht man sich immer bloß zurück, daß man nichts falsch macht, niemanden verletzt, möglichst schonen und so. Aber das soll man eigentlich nicht machen, weil man soll ihn dann schon wieder als Mensch und auch als Partner sehen. Man darf nicht immer kuschen, das macht man, glaube ich, lange falsch."

„Sicher, am Anfang von der Krankheit schont man, weil man die Aggression fürchtet. Da hat man schon Angst, wie er dann reagieren könnte; drum sag' ich lieber nichts. Aber heute sage ich: „Halt, hoppla, so geht's nicht", dann ist das sofort vorbei. Und das muß man da eigentlich tun, weil sie haben ja auch eine gewisse Macht."

Depressionen können auch Mittel zum Zweck sein

Auf dem Weg zurück zur „Normalität" sollten die Angehörigen bei allem Verständnis für die bedrückte Stimmung aber auch wieder bedenken, wie es vorher war. Die Merkmale einer Depression können, wie es in jeder Beziehung vorkommen kann, bewußt oder unbewußt durchaus als „Mittel" dienen, beim anderen etwas zu erreichen.

„Was mich auch ab und zu ärgert, wenn wir irgendwie mal einen Disput haben und streiten, auf gut deutsch gesagt, dann steht er auf, und manchmal meine ich, er möchte mir ein schlechtes Gewissen machen. Dann geht er, als wenn er zusammenfallen würde, obwohl er eigentlich recht gut gehen kann. Dann sag' ich: „Machst du das jetzt, damit ich ein schlechtes Gewissen habe?"

„Man sollte sich durch die Depression nicht mehr so gefügig machen lassen, indem ich selber auch noch machtlos werde, sondern einfach etwas entgegensetzen in der Situation. Das hab' ich auch gemerkt, daß er dann wesentlich empfangsbereiter ist."

Therapeut(in): „Inwiefern empfangsbereit?"

„Wenn wir darüber sprechen, was gemacht werden muß, daß mein Mann das viel leichter annimmt, als wenn der Leidensdruck nicht mehr vorhanden ist. Er sieht dann auch eher, daß was getan werden muß. Wobei seine Depression dann auch wesentlich besser wird."

Die Teilnehmer unserer Angehörigengruppen betonten übereinstimmend, daß depressive Verstimmungen durchaus auch eine Chance sind und daß sie nicht nur negativ zu sehen sind. Gerade in solchen Situationen akzeptieren die Patienten nämlich oft eine realistischere Sicht ihrer Lebensverhältnisse.

Realitätsprüfung ist besser

„Ich hatte immer das Gefühl, diese Realitätsüberprüfung findet da ein bißchen besser statt. Und was Sie gesagt haben, hab' ich eigentlich auch gemacht: Ich hab' ihn daran erinnert, wie es vor einem Monat oder vor sechs Monaten war, was er da noch nicht konnte. Daran erinnern sie sich irgendwie nicht, weil sie mittendrin stehen und eigentlich immer Defizitgefühle haben. Aber man selber kriegt die Entwicklungen sehr stark mit, freut sich über jede Winzigkeit. Das kann man da in dem Moment sehr gut weitergeben, daß man sagt: „Weißt du noch, da konntest du das noch gar nicht" – „Ja, stimmt." Und das hat ihn total gefreut so im nachhinein: Das geht ganz gut, wenn sie mal so traurig sind, sind sie sozusagen auch ruhig und für sowas sehr aufnahmefähig. Da kann man eine Kommunikation aufbauen, denke ich."

Den Blick in die Zukunft sollte man stets mit dem in die Vergangenheit verbinden, auf das, was bisher bewältigt wurde:

„Ich habe versucht, das wirklich an Beispielen, was er geschafft hat, was gemeistert wurde, daran aufzurollen. Ich glaube, das ist auch besser, als zu sagen: „Du kannst ja noch in Zukunft dies und jenes machen." Erst mal so eine Verstärkung geben mit dem, was er bereits getan hat; und es sind auch Dinge dabei, die gut funktionieren. Und dann halt ein bißchen versuchen, noch Anreize zu schaffen. Es gäbe noch dies oder jenes, was man dazu machen kann."

Der Blick in die Zukunft hat stets den Nachteil, daß zukünftige Dinge im Gegensatz zu Vergangenem eben nicht real sind, d.h. vieles geschieht in Gedanken und Vorstellungen. Man befürchtet, daß etwas geschehen könnte oder daß etwas nicht mehr möglich ist. Man kann sich vieles ausmalen, denn es gibt noch keine tatsächlichen Ereignisse, die diese Gedanken korrigieren könnten. Und diese Vorstellungen beeinflussen natürlich die gegenwärtige Stimmung. Dies ist bei Vergangenem anders. Um die Fortschritte, die bis jetzt erzielt worden sind, auch in die gegenwärtigen Diskussionen einbringen zu können, hat es sich als hilfreich erwiesen, einiges aufzuschreiben, damit es verfügbar bleibt. Das hilft nicht nur den Erkrankten sondern auch den Angehörigen:

Fortschritte aufschreiben

„Ich finde es gut, wenn man für sich selber, vielleicht am Abend oder zwei- bis dreimal pro Woche, was aufschreibt. Die Frau K. hat mir auch den Rat gegeben. Ich hab' von Anfang an geschrieben und schreib' auch jetzt noch auf und lese so in den Anfangsstadien nach. Selber vergißt man nämlich auch etliches, was war. Wenn wieder mal ein kleiner Einbruch kommt – „Ach, um Gottes Willen, es ist ja wieder viel schlechter" – dann liest man wieder nach, und da fällt einem wieder ein: Mein Gott, das war ja damals so und so. Das ist ganz wichtig, das hat mir und auch meiner Tochter schon unheimlich viel geholfen, daß man nachlesen und auch sich was von der Seele schreiben kann."

„Das hat mir auch schon viel von der Seele genommen. Wenn ich ganz enttäuscht oder ganz kaputt war, das hab' ich richtig wegschreiben müssen, dann ist es mir besser gegangen. Und es hat aber im nachhinein auch sehr geholfen, weil man wieder nachliest, wo mein Mann jede Nacht aufgestanden ist. Und das war jeden zweiten, dritten Tag. Heute ist es vielleicht alle sechs Wochen oder alle Vierteljahr. Und das vergißt man sonst ein bißchen."

Diese Aufzeichnungen lassen sich auch in die Gespräche mit dem Partner einbauen.

„Das verwerte ich, wenn wir dann miteinander darüber reden. Das hat meinen Mann zwar lange Zeit nie interessiert. Aber auf einmal hat er das mal im Buch nachgelesen. Das ist ja nichts, wo er nicht lesen darf. Und dann hat er gesagt: „Ja, um Gottes Willen, so war ich. Was habe ich denn alles gemacht, was hast du denn alles mitgemacht." Da hat er das erste Mal das richtig gesehen. Weil, wenn man das sagt, dann ist das wieder vergessen. Aber dann hat er das mal gelesen und auch selber registriert."

Foto- und Videoaufnahmen

Eine andere Möglichkeit, die Fortschritte zu dokumentieren, sind Foto- oder Videoaufnahmen.

„Am Anfang hat mein Mann eigentlich das Ganze gar nicht begriffen, das, was mit ihm geschehen ist. Erst in den letzten zwei Jahren beginnt er, dies aufzuarbeiten. Nicht auf einmal, sondern da kommt immer wieder ein Stück dazu. Zum Beispiel habe ich Vidoeaufnahmen, da sagt mein Mann immer wieder mal, daß er es sehen will. Und da schaut er es selber an, und ich mein', daß er da Fortschritte sieht, die er vorher gar nicht begriffen hat."

die Initiative muß vom Patienten ausgehen

Einig waren sich die Teilnehmer, daß die Initiative zur Beschäftigung mit der Vergangenheit von den Patienten selbst ausgehen muß.

„Ich denke, man sollte da grundsätzlich schweigen, wenn der Patient selber das nicht haben will."

„Vollkommen richtig. Man soll nichts aufwühlen und aufgraben. Man reißt da unter Umständen eine Wunde auf, die man dann nicht mehr schließen kann."

kontroverse Diskussion

Die Verwendung von Fotos und Filmen wurde in den Angehörigengruppen jedoch kontrovers diskutiert, hauptsächlich ging es um die Frage: „Soll man den Angehörigen raten, solche Aufnahmen zu machen?"

„Ich glaube, man sollte es tun. Aber natürlich sollte man es dem Patienten nur zeigen, wenn er danach verlangt. Dann kann man sagen: „Du, ich hab' was!" Es war noch im Sommer, und meine Frau war noch im Rollstuhl, doch sie wollte doch raus. Da hat sie sich einen schönen Florentinerhut aufgesetzt und ich hab' sie in den Garten des Krankenhauses geschoben. Und da haben wir oft gedacht, vielleicht hätte man das fotografieren sollen, aber ich hab' leider keine Aufnahmen gemacht."

„Mir sind zufällig Bilder in die Hände gefallen, wo mein Mann im Lehnstuhl drin liegt, mit den Kindern auf ihm rum. Die wollte er schon sehen. Da war er zwar schon einigermaßen betroffen, aber irgendwie hat er da erst seine Entwicklung gesehen, die er von da an durchgemacht hat."

„Im nachhinein läßt sich das locker sagen, weil man weiß es erst später. Also ich hätte keine Fotos machen wollen. Ich finde das grausam."

Hier einen Ratschlag geben zu wollen, der für alle paßt, ist sicher nicht möglich und auch nicht beabsichtigt. Ideal wäre es selbstverständlch, wenn die Angehörigen bei Bedarf auf Fotos oder ähnliches zurückgreifen könnten, die gerade nicht zu diesem Zweck angefertigt worden sind. Hinweisen möchten wir auch darauf, daß während der Rehabilitation manchmal Aufnahmen zur Dokumentation des Therapieverlaufs gemacht werden. Falls Sie später glauben, solches Material sei bei der Bewältigung der Krankheitsfolgen hilfreich, fragen Sie in der Klinik, ob man Ihnen Aufnahmen zur Verfügung stellen kann.

Als Angehöriger ist man bemüht, die Befindlichkeit des Betroffenen zu stabilisieren. Ob man dabei Erfolg hat, hängt schließlich aber auch von der eigenen Verfassung ab.

„Manchmal schaffe ich es, daß ich sage, wir haben schon so viel geschafft, und das schaffen wir jetzt auch. Und manchmal sind mir dann schon Grenzen gesetzt, man hat Tage, an denen man selber tief unten ist, und da kann man jemand anderen nicht auch noch 'raushelfen. Dann gibt es den nächsten Tag, da könnte ich Bäume ausreißen und ihn mitreißen."

10. Kapitel

Schaffen Sie sich Freiräume, und zwar so früh wie möglich!

Von Beginn an sind die Angehörigen mit vielfältigen Aufgaben konfrontiert, die sich zwar im Laufe der Zeit wandeln, aber insgesamt ihr Leben drastisch verändern. Einen breiten Raum nehmen die Hilfestellungen für den erkrankten Partner oder im Falle der Eltern für den betroffenen Jugendlichen ein.

vielfältige Aufgaben

„Daheim hab' ich ja alles gemacht. Ich hab' ihm in der Früh die Haare waschen müssen, ich bin um viertel nach fünf aufgestanden, hab' meinen Mann fertig gerichtet, hab' ihn gewaschen, hab' ihm geholfen, hint und vorn beim Anziehen. Dann hab' ich ihm das Brot geschmiert, weil es geht ja schneller, wenn ich es mach', dann hat er noch seine Pinkelflasche gebraucht, die hab' ich auch ausgeleert, weil bis er da ins Klo reinkommt, derweil hab' ich es dreimal gemacht. Und dann hab' ich die Kinder aufgeweckt."

Zusätzlich stehen noch die verschiedenen Aufgaben des alltäglichen Lebens an, die nun die gesunden Partner weitgehend alleine erledigen müssen und für die sie auch alleine verantwortlich sind. Ferner werden die Angehörigen von der Klinik gefordert, um die rehabilitativen Maßnahmen zu unterstützen. Daneben gibt es aber eventuell auch noch den Beruf. Da sind vielleicht Kinder, die versorgt werden müssen.

Überforderung der Angehörigen

„Ich meine, ich war sicherlich maßlos überfordert. Die Monate, wo er in der Klinik war, da bin ich jeden Tag zu ihm gegangen und ich arbeite sechs Stunden am Tag und ich hab' noch eine Tochter. Sicherlich, ich habe mich auch in diese Aufgabe hinein geflüchtet, das ist ganz richtig. Ich habe das wie eine Maschine gemacht. Ich bin jeden Tag

losgelaufen, habe alles gemacht und auch den Urlaub dort gemacht, wo er auf Kur war. Dann kam mein Mann nach Hause, dann sollte der Alltag losgehen. Das hat sich halt nicht eingestellt, für keinen von uns hat sich das eingestellt. Und da war halt noch ein weiteres extremes Konfliktpotential: das war unsere Tochter. Die hat alles ganz außerordentlich verschärft, weil die hat ihn nicht mehr akzeptiert, und das wurde mir zugeschoben."

Im Gegensatz zu anderen Erkrankungen bedeutet die Entlassung aus der Klinik, selbst die aus der Reha-Einrichtung, in den meisten Fällen nicht, daß der Alltag wie früher fortgesetzt werden kann. Bei allen Erkrankungen und Verletzungen des Gehirns sind die Belastungen für die Angehörigen nicht nach kurzer Zeit vorbei, sondern bleiben über einen langen Zeitraum bestehen.

In den Gesprächen mit den Angehörigen wurde immer wieder betont, wie wichtig es ist, sich frühzeitig um Hilfe zu kümmern. Partner und Eltern sollten versuchen, die eigenen Hilfsmaßnahmen für den Patienten auf das wirklich notwendige Maß zu begrenzen und die Selbständigkeit des Patienten gerade im Hinblick auf die spätere Phase so weit wie möglich zu fördern. Auch auf die eigene Gesundheit ist zu achten. Viele Angehörige merken jedoch lange Zeit gar nicht, daß sie an der Grenze ihrer Belastbarkeit angelangt sind.

die Grenzen merkt man erst sehr spät

„Mir ist es so gegangen, ich hab's eigentlich lange nicht richtig gemerkt. Man merkt es erst, wenn es zu spät ist, weil man sich sehr verpflichtet fühlt, und man ist so extrem im Helfen und Tun. Also man braucht Hilfe von außen, daß einem jemand sagt: „Du machst aber wahnsinnig viel!" oder „Wie hälst du das aus?" Auch wenn man es merkt, ist es sehr schwer, das zu äußern, also das umzusetzen in eine noch so kleine Grenze. Es ist eben nicht wie mit einem normalen Erwachsenen; da kann man sagen:

„Das möcht' ich nicht, weil das ist mir zuviel" oder „Das geht mir zu weit". Man macht ja auch allerhand mit, nicht nur er. Der Weg ist für beide schwer, man kann das auch nicht gegeneinander aufwiegen. Es ist gut, wenn man von Anfang an versucht, sich rational zu sagen: „Wie war das mit dem Freiraum, wo hab' ich den, hab' ich wenigstens mal eine halbe Stunde irgendwo oder hab' ich eigentlich gar nichts mehr?" Und das wie eine Übung machen, also das ist etwas, was ich früher hätte machen sollen, man schützt sich sehr schlecht."

In unseren Angehörigentreffen war dieses Thema „Freiraum" oftmals Gegenstand auch teilweise kontroverser Diskussionen. Thema: Freiraum

„Als Angehöriger darf man eigentlich niemals nachlassen, der darf keine Schwächen zeigen..."

„Warum eigentlich nicht? Warum darf er keine Schwächen zeigen? Er muß Schwächen zeigen. Ich bin auch nur eine Mensch."

„Ja, ich weiß, aber wir sind gesund, gesund in Anführungszeichen."

„Man muß die Schwächen zeigen! Das ist ein Fehler, wenn man es nicht macht, wenn man immer nur den Starken spielt. In dem Moment, wo man ein bisserl losläßt und nicht die ganze Verantwortung auf sich selbst legt, wird nämlich der behinderte Angehörige auch zwangsläufig selbständig, weil er muß. Solange ich ihm alles abnehm' und solang' ich sage: „Armes Hascherl, kommst ohne mich doch nicht aus!", solang' ist der leidend."

„Ich hab' es so gemacht, daß ich, wenn die Kinder im Bett waren, halt mit meinen Mann noch etwas aufgeblieben bin, und dann hab' ich halt geschaut, daß er ins Bett geht, und

hab' mir am Abend dann noch eineinhalb Stunden Ruhepause gegönnt. Und wenn ich mich bloß auf die Couch gelegt hab' mit einem Buch. Aber das war meine Zeit. Und das braucht man. Denn ich habe festgestellt, wenn ich da in der Früh mit ihm aufstehe und am Abend mit ihm ins Bett gehe, da hast du keine Sekunde mehr für dich alleine, das geht einfach nicht. Da macht auch der Körper irgendwann schlapp."

Auch wenn es nur eine Stunde am Tag ist, schaffen Sie sich Platz und Zeit für sich. Dies ist außerordentlich wichtig, und viele Angehörige tun in dieser Beziehung viel zu wenig. Denken Sie ebenfalls daran, frühere Kontakte aufrechtzuerhalten, wenn diese auch nicht mehr so häufig stattfinden können.

Freundeskreis

„Gerade wenn man in so einem Freundeskreis mit Sport drin ist, das sollte man schon weitermachen. Das hat mir schon viel geholfen, muß ich sagen. Und da war eben die Frau S., eine Therapeutin, sehr darauf bedacht, daß sie immer gesagt hat: „Wie könnten wir Ihnen das ermöglichen, daß Sie hingehen können?" Und ich hab's auch nie ganz abbrechen lassen. Es ist weniger gewesen, weitaus weniger, ich war sonst zweimal die Woche dort, und jetzt ist es halt so einmal im Monat. Aber ich will schau'n, daß ich vielleicht einmal in der Woche gehen kann. Und ich merke auch, das tut mir unheimlich gut. Alleine schon, den alten Kreis wiederzusehen. Wenn auch das nie so feste Freunde, so innige Freundschaften waren. Aber man kennt sich halt schon zwanzig Jahre, und es ist schön. Das hilft, sowas."

„Man braucht Freiräume, um wieder aufzutanken für die Partnerschaft. Das ist ganz wichtig. Ich mach' das auch öfters jetzt, und es klappt zu einem hohen Prozentsatz, daß ich auch mal mit Kollegen abends essen gehe und sage: „Ich bin weg, ich bin da und da, aber da kannst du mich

nicht anrufen", weil, das hätte mein Mann gerne, immer alle fünfmal anrufen. „Wann kommst du denn heim?" Da hab' ich gesagt: „Weiß ich nicht." Es ergibt sich ja manchmal, daß man dann eine halbe Stunde länger bleibt, und das muß ein Partner einfach mal wieder begreifen, daß der andere Partner auch ein Mensch ist."

In der obigen Beschreibung wird noch eine weitere Schwierigkeit angesprochen. Es ist in manchen Fällen so, daß sich die erkrankten Angehörigen verstärkt an den gesunden Partner anklammern:

„Das ist ja das Schlimme, die Patienten, die klammern sich ja hauptsächlich an ihren Partner, die nehmen ja niemanden anderen an. Ein anderer in der Verwandtschaft, zählt ja nicht soviel wie der Partner. Und an dem hängen sie einfach."

„Man muß sich um sich selbst kümmern, und sei es nur eine Viertelstunde am Tag, und das dann halt irgendwie ein bißchen ausweiten. Aber dieses Bei-sich-Bleiben, das ist so wichtig. Meine Intimgrenzen sind ununterbrochen verletzt worden, ständig, und das hält keiner aus. Das ist das, was mich am meisten aufgerieben hat, also dies mit den Grenzen."

auch für die Eltern ein Thema

In den bisherigen Schilderungen kamen die Partner zu Wort. Das Problem „Freiraum" war jedoch auch für die Eltern ein wichtiges Thema. Dabei zeigte es sich, daß die Betroffenen oft viel zu lange zögern, sich diesen Freiraum zu schaffen, obwohl es für die Eltern einfacher ist; denn sie können sich bei der Betreuung abzuwechseln.

„Es besteht ja die Möglichkeit, wenn man schon ein Ehepaar ist, daß man hin und wieder versucht, sich wechselweise abzulösen, daß man versucht, dem anderen einen Freiraum zu geben, daß man sagt: „Jetzt mach mal ein Programm für dich, für ein paar Stunden."

„Also, das haben wir auch erst sehr spät versucht, daß dann der andere die Verantwortung übernimmt, weil ich glaube, es ist sehr wichtig, daß man mal wirklich was tun kann, was einem selber guttut."

„Und das ist ja das Gute, daß ich weiß, der Mann ist daheim, er ist bei ihm, dann hab' ich auch meine Ruhe, wenn ich bloß alleine etwas raus fahre. Aber ich denke, das dauert eine Zeit, bis man sich das erlaubt."

schlechtes Gewissen

„Das ist es, man muß sich das wirklich selber erlauben, denn man hat lange Zeit ein schlechtes Gewissen."

„Genau, es bringt nur dann etwas, wenn man es sich selber erlaubt, wenn man sieht, jetzt gehe ich wirklich nur für mich fort; erst dann hat es den Wert, den es haben soll, daß man wirklich ausspannen kann. Aber das ist ein langer Prozeß."

Sicherlich gibt es Umstände, die es manchen Angehörigen leichter machen, etwas für sich persönlich zu tun. Die Eltern können sich beispielsweise abwechseln. Erwachsene Kinder können mithelfen, damit ein Partner etwas für sich machen kann. Falls ein großer Verwandtenkreis vorhanden ist, findet man natürlich mehr Hilfe, als wenn die betroffene Familie auf sich alleine gestellt ist. Doch die Schilderungen machen deutlich, daß viele Angehörige die durchaus bestehenden Möglichkeiten lange Zeit nicht nutzen. Die äußeren Bedingungen sind nämlich nicht das allein Ausschlaggebende, sondern die Angehörigen müssen sich auch die Erlaubnis geben, einen Freiraum zu beanspruchen. Für die praktische Umsetzung kann dann nach Lösungen gesucht werden, und sei es, daß man fremde Hilfe in Anspruch nimmt.

sich den Freiraum erlauben

fremde Helfer

„Man muß auch einem fremden Helfer Vertrauen entgegenbringen, daß er das auch richtig macht. Mich erinnert das

an die Situation, wo ich für unsere Tochter eine Tagesmutter ausfindig machen mußte. Ich hab sie auch ein paar Mal betrachtet, wie sie mit unserem Kind umging. Dann hab ich gedacht: Gut, das könnte was sein. Ich hab das Vertrauen entgegengebracht, daß jemand anders das auf seine Art und Weise gut machen kann, und daß ich damit zufrieden bin. Ich glaub', das ist grundsätzlich wichtig, daß man einfach mal losläßt und sagt: Die anderen machen es anders, aber das Andersmachen mag auch gut sein, für den Patienten und eben auch für mich. Es muß nicht immer derselbe Stil sein, nicht das Schema, das man selber im Kopf hat."

In den bisherigen Beispielen war von relativ kurzen Zeitspannen für die „Freizeit" der Angehörigen die Rede. Trotzdem sind selbst solche kurzen Pausen nicht ohne weiteres zu erkämpfen und zu bewahren. Die Notwendigkeit solcher Freiräume war allerdings unter den Teilnehmern unumstritten. Kontroverser wurden Gedanken diskutiert, ob man sich erlauben darf, auf eine Kur zu gehen oder gar einen Urlaub ganz für sich zu machen.

auf Kur gehen?

„Es ist erstaunlich, unser R. hat mir letztens vorgeschlagen: „Mama, es wäre doch am besten, du würdest jetzt mal auf Kur gehen." Ich weiß nicht, ich hab' überhaupt nichts gemacht, ich hab' nicht geweint gehabt, ich saß so ganz normal da, einfach so. „Mama, du darfst mal auf Kur gehen, wir können schon allein daheimbleiben." Ich war völlig perplex."

Urlaub ohne den Patienten?

„Also ich hab' mir die Freiheit genommen, obwohl mein Mann zu Hause war – den ich hab' versorgen müssen – und die Kinder da waren. Da hab ich mir den Freiraum genommen, eine Woche nach Lanzarote zu fliegen, alleine mit meiner Freundin. Ich hab' zwar auch gedacht, das geht nicht. Aber „Ach geh", hat sie gesagt, „wo ein Wille, da ein Weg." Und dann hab' ich durchgesetzt, daß ich die halt

verteile, die Kinder zu meiner Mutter, mein Mann zu seiner Mutter."

„Wissen Sie, ich glaube, das wünscht sich jeder mal, daß man sagt, jetzt möchte ich mal ausbrechen, und wenn's bloß acht Tage sind. Aber ich könnt's nicht, weil ich die Ruhe nicht hab'. Wenn ich weg wäre, da könnt' ich mich nicht erholen."

„Ich könnt' es meinem Mann nicht verständlich machen, daß ich ihn jetzt allein lasse, vielleicht für eine Stunde oder so, aber nicht für länger. Ich hab' das ja schon erlebt, da kriegt er Schweißausbrüche, da geht er so rum, und er regt sich halt auf. Ich hab' es in der Früh mit einer halben Stunde schon versucht, da lege ich einen Zettel hin, daß er den immer sieht, wenn er vorbei geht. Das geht schon. Wenn er so in der Realität ist, dann geht es auch, daß ich ihn kurz alleine lasse, aber das kann sich innerhalb kurzer Zeit wieder ändern, daß er dann sich nicht mehr auskennt."

Befürchtungen

Mit dem Thema „Freiraum" verbinden sich Befürchtungen und Ängste, ein Risiko einzugehen oder einen Fehler zu machen. „Was ist, wenn dem Partner in meiner Abwesenheit etwas passiert?"

„Die Gedanken hab' ich mir damals auch gemacht. Ich bin auch schon mal am Abend weg, mein Mann war damit einverstanden, hat gesagt: „Geh nur!" Aber da ist er, wie ich heimgekommen bin, fast zwei Stunden am Boden gelegen, weil er aufstehen wollte und irgendwie umgefallen ist. Er hat es ein bißchen ins Lächerliche gezogen, hat gesagt: „Schön langsam wird's unbequem." Aber wir probieren's trotzdem weiter, denn wenn ich sonst unterwegs bin, kann ja auch was passieren. Ich mein', mit dem Risiko muß ich einfach leben."

Sicherlich wird man versuchen, das Risiko zu begrenzen. Kleine Schritte können helfen, Vertrauen aufzubauen. Die

Vermeidung jeden Risikos ist nämlich keine Dauerlösung. Die Angehörigen geraten dadurch leicht in eine Position, aus der sie nicht mehr herausfinden. Die Partner sind nun mal die besten Pflegekräfte mit dem größten Engagement. Die Angehörigen kennen sich am besten mit der geistigen und körperlichen Verfassung der Patienten aus und wissen darüber Bescheid, wie am effektivsten geholfen werden kann. Dies gilt in gleicher Weise für die Eltern, in besonderer Weise für die Mütter hirnverletzter Jugendlicher. Es ist keine Frage, daß diese optimale Versorgung durch eine Kur oder einen Urlaub für einige Zeit nicht mehr ganz so funktionieren wird. Es ist aber zu überlegen, ob diese nur zeitweise bestehenden Einschränkungen nicht trotzdem notwendig und auch für die Patienten von Vorteil sind.

auch für die Patienten von Vorteil

„Manchmal denke ich, es wär vielleicht nicht nur für einen selber, sondern auch für den Partner gut. Ich glaube, der Partner würde selbständiger werden, denn man ist ja immer um ihn wie ein Schutzwall, man ist ja immer da."

Es besteht auf die Dauer die Gefahr, ein Selbständigwerden des Hilfsbedürftigen zu verhindern und damit auch sein Selbstwertgefühl zu untergraben. Sind Sie als Angehöriger stets präsent, bedeutet dies auch, daß Sie dem Patienten nicht zutrauen, wenigstens einige Zeit, vielleicht auch mit einer fremden Hilfe, sein Leben zu meistern.

„Es ändert sich ja mit der Zeit, und der Patient macht ja auch Fortschritte. Man selbst ändert sich auch und man sollte von vornherein daran denken, daß es sehr nötig ist, einen Freiraum zu haben. Es muß sein, weil sonst geht man ein wie eine Blume, die nie gegossen wird."

„Man darf nicht immer bloß Mitleid haben. Die Angehörigen müssen auch ein bißchen an sich denken. Ja, ein bißchen Egoismus gehört auch dazu. Denn wie soll es weitergehen, wenn man selber am Boden zerstört ist?"

11. Kapitel

Hirnverletzte Jugendliche und ihre Eltern

Die bisher angesprochenen Themen betrafen entweder ganz allgemein die Angehörigen hirngeschädigter Patienten oder bezogen sich auf verschiedene Problempunkte in der Partnerschaft. Im folgenden Kapitel wollen wir auf einige Schwierigkeiten eingehen, mit denen sich speziell die Eltern hirnverletzter Jugendlicher konfrontiert sehen.

A) Was kann man den Jugendlichen wieder zutrauen?

die Lebenssituation Jugendlicher

Bei den Jugendlichen fällt die Schädigung des Gehirns, meist aufgrund eines Verkehrs- oder Sportunfalls, in eine Zeit, in der vieles im Umbruch ist. Die Heranwachsenden machen sich vom Elternhaus mehr und mehr unabhängig, manche sind auch bereits weitgehend selbständig geworden. Viele stehen in der Berufsausbildung oder am Beginn ihres Berufslebens, einige befinden sich mitten im Studium. In dieser Lebensphase verändern sich häufig die Freizeitinteressen, ebenso die Pläne und Vorstellungen für die Zukunft. Erste Kontakte zum anderen Geschlecht werden geknüpft. Oft wird aber noch keine feste Beziehung angestrebt, falls doch, dann ist die Partnerschaft noch neu und ungefestigt.

Diese Lebensphase ist hauptsächlich durch die Suche nach Identität geprägt. Die Jugendlichen vergleichen sich ständig miteinander, treten in Konkurrenz, sei es nun einzeln oder als Gruppe gegenüber anderen. Die jungen Menschen möchten imponieren und wollen sich beweisen, körperlich oder intellektuell. Man möchte möglichst erfahrener als die Freunde oder einfach nur anders sein. Attraktivität, wie sie auch definiert sein mag, steht hoch in Kurs. Die Welt der Erwachsenen kann dabei als Vorbild dienen oder dasjenige sein, wogegen man sich abheben möchte.

eine Hirnverletzung verändert vieles

Vor dem Hintergrund dieser Lebenssituation ist eine Hirnverletzung ein besonders schwerwiegendes Ereignis. Der Ausbildungsgang, der Start ins Berufsleben oder das Studium müssen für lange Zeit unterbrochen bzw. verschoben werden, und es kann fraglich sein, ob der Anschluß überhaupt gelingt. Partnerschaften, die meistens noch nicht lange bestehen, halten den Belastungen nicht stand. Und was für viele wahrscheinlich besonders schwer wiegt: Man kann mit den gesunden Jugendlichen nicht mehr so recht mithalten. Die betroffenen Heranwachsenden sind zudem in zahlreichen Dingen des Alltags auf die Hilfe anderer Menschen angewiesen, und das sind in erster Linie die Eltern, von denen sie sich je nach Alter bereits mehr oder weniger stark abgelöst hatten.

„Unser Sohn, der war ja praktisch vor seinem Unfall in gewissem Maße schon erwachsen. Vor dem Unfall war er 23 und er war selbständig. Er war nur insoweit nicht selbständig, weil er noch zu Hause gelebt hat, weil ihm das angenehm war. Aber er hätte sich keinesfalls in seinen Tagesabläufen von uns beeinflussen lassen. Auf die Idee wären wir auch gar nicht gekommen, und das hat sich dann alles radikal verändert.“

Konsequenzen für die Eltern

Genauso schwierig ist es aber auch für die Eltern, die sich plötzlich wieder in der Rolle als Vater oder Mutter gegenüber einem auf Hilfe angewiesenen Kind zurechtfinden müssen, für das sie die Verantwortung tragen. Vielleicht haben sie nach dem Weggang der Kinder für sich ganz neue Lebensperspektiven entworfen, die nun in Frage gestellt werden müssen.

„Ich glaube, das Leben verändert sich insofern, daß man natürlich auch die eigenen Interessen zurückstellen muß. Also, wenn man gesagt hat: Naja, wenn die Kinder groß sind, dann mache ich endlich mal das oder jenes, dann kann ich auch meinen Interessen nachgehen, dann muß man

die natürlich weitgehend zurückstecken, und das ist natürlich auch nicht so ganz einfach."

Die Situation wird sich für jede Familie etwas anders darstellen. Gerade bei Jugendlichen macht es viel aus, ob z.B. die Hirnschädigung mit 17 oder mit 20 Jahren oder vielleicht noch später erfolgte. Es ist ein Unterschied, ob sich die Tochter oder der Sohn noch in der Pubertät befindet oder vor der Hirnverletzung das Elternhaus bereits verlassen hatte. Dies sollte bei den folgenden Schilderungen berücksichtigt werden. Gemeinsam ist, daß die Situation der betroffenen Jugendlichen in einem gewissen Sinn zwar dem eines „hilfsbedürftigen Kindes" ähnelt, der Vergleich aber eben doch nicht passend ist:

„Schlagartig sind unsere Kinder Jahre jünger, und wir haben ja vergessen, wie man ihnen etwas beigebracht hat. Wieder das Problem mit dem Fahrradfahren – das Autofahren kam etwas später – aber Fahrradfahren ist nicht weniger gefährlich als Autofahren. Und was erschwerend hinzukommt, die wissen, was sie alles vorher gekonnt haben: „Ich kann ja Autofahren, ich kann ja alles." Er ist ja nicht ein kleines Kind, dem man sagt: „Paß auf mit dem Rad!" Die Jugendlichen, die haben das Bewußtsein: „Ich kann das alles."

Am ehesten mag die Hilfsbedürftigkeit, die man mit dem Kind-Sein verbindet, für die erste Zeit in der Klinik zutreffen. Die Patienten können sich nicht selber helfen, sie sind bei vielen Aktivitäten, auch bei den grundlegenden, auf Unterstützung durch die Eltern angewiesen. Dieses Angewiesensein auf andere darf aber nicht mit Unmündigkeit verwechselt werden. Der Zustand der Jugendlichen ändert sich im Laufe der Zeit, und das Ausmaß der notwendigen Hilfe ist alles andere als einfach zu bestimmen.

Zuerst müssen viele Dinge des alltäglichen Lebens, die vorher selbstverständlich waren, wieder geübt und ausprobiert werden. Einiges muß gänzlich neu gelernt werden. Gelernt werden muß aber auch, bestimmte Lebenspläne, Zukunftsvorstellungen und Wünsche den neuen Verhältnissen anzupassen und auf manche sogar ganz zu verzichten. Es ist somit verständlich, daß sich den Eltern Fragen aufdrängen wie: „Was kann ich meinem Sohn oder meiner Tochter wieder zutrauen?“, „Wo soll ich helfen, wo nicht?“, „Wo liegt die Grenze zwischen notwendiger Förderung und schädlicher Überforderung?“ Ein Vater schildert den Zwiespalt:

wo soll man helfen?

„Unser Sohn soll ja wieder die Grenzen seiner Leistungsfähigkeit finden und suchen, ohne daß eine Gefahr besteht. Das ist immer schwierig, denn als Eltern hat man ja immer Angst: Hoffentlich passiert da nichts! Aber wenn man gar nichts macht, da kommt er nicht weiter. Das ist die Problematik, und man ist halt immer hin und her gerissen: Darf man das erlauben oder nicht?“

hoffentlich passiert nichts

Eine Mutter beschreibt folgende Situation:

„Beispielsweise das Fahrradfahren, das hat er dann durchgesetzt, daß er das wieder darf, und ich hab' ihn fahren lassen, weil er gesagt hat: „Ich bin doch nicht blöd, ich bin doch kein kleines Kind, und du bist schuld, wenn ich nicht mehr gesund werde.“ Da hab' ich ihn fahren lassen, und tatsächlich hat er dann einen Unfall gehabt. Er hat nicht gesehen, daß da schon rot war, und wollte abbiegen, und da hat es ihn sauber hingeschmissen. Da war viel Aufregung, und die Polizei war da, aber es ist eigentlich glimpflich abgegangen. Da hat er sich gesagt: „Ich hab' noch Glück gehabt, und ich fahr' jetzt nicht mehr mit den Rad“ und hat es bleiben lassen. Das war's dann eben. Aber hinterher hab' ich schon gedacht, das hätte sauber schiefgehen können.“

Es geht aber nicht nur um gefahrvolle Aktivitäten, bei denen die Eltern einen Unfall zu befürchten haben.

„Meine Tochter wollte wieder in den Tanzkurs gehen, da war sie dreimal. Sie hat halt links eine Lähmung gehabt und sie geht zwar wieder, und man merkt nichts, aber den Foxtrott, den schnellen, kann sie nicht mehr tanzen. So hat sie keiner mehr geholt und niemand wollt' mit ihr tanzen. Das war furchtbar für sie, und sie ist nicht mehr hingegangen. Und ich konnte sie auch nicht abbringen davon oder sagen, daß sie nicht gehen soll; da wäre ihr die Enttäuschung erspart geblieben."

können Enttäuschungen vermieden werden?

„Irgendwo bremse ich ihn immer ein bisserl, weil ich mir denke: Wenn er dann wirklich ganz schlechte Erfahrungen macht – erstens kenne ich das Mädchen nicht, und zweitens, ich kann ja nicht überall vorher hingehen und Gebrauchsanweisungen für meinen Sohn verteilen, das geht nicht. Das ist ein großes Problem, vor dem ich stehe – ich will ja nicht, daß er verletzt wird und daß er sich vielleicht dann nicht mehr traut."

Es ist schwierig, damit umzugehen, daß die Jugendlichen gerne etwas machen wollen, was entweder bestimmte Gefahren in sich birgt oder wahrscheinlich zu Enttäuschungen führen wird. Als Eltern kommt man dann in den Zwiespalt: Soll man den Wünschen nachgeben, obwohl man weiß, daß sie sich höchstwahrscheinlich nicht erfüllen, oder soll man die Enttäuschung eher zu verhindern suchen?

die Eltern im Zwiespalt

Im Falle einer Hirnverletzung besteht die zusätzliche Schwierigkeit, niemanden mit ähnlichen Erfahrungen zu kennen, keine Familie, in der Sohn oder Tochter eine ähnliche Entwicklung durchlaufen muß. Bei Erziehungsthemen wie: „Wie lange darf ein Kind fernsehen?" oder: „Wann darf man alleine ins Zeltlager fahren?" können die Eltern sich erkundigen, wie andere Familien mit solchen Fragen umgehen. Mit der Zeit werden sich durch solche Vergleiche gewisse Regeln ergeben. Jedenfalls können die Beteiligten darüber diskutieren und verhandeln. Aber was ist in unse-

Vergleiche sind kaum möglich

ren Fällen mit anderen Familien vergleichbar? Auf welcher Basis kann man verhandeln? Können die betroffenen Jugendlichen sagen: „Der oder die darf das auch!“ Dies ist eben nicht so einfach, denn Vergleichsmöglichkeiten gibt es in der Regel nicht. Verglichen wird immer nur mit Gesunden:

„Es gibt viele Situationen, wo der R. gesagt hat: „Ich darf gar nichts. Ich bin 16. Ich darf nicht in die Disko, ich darf kein Bier trinken wie meine Spezeln“, was ja leider der Fall ist, „ich darf nicht Radfahren, ich darf nicht mehr Fußballspielen. Was darf ich denn noch?“

Hinzu kommt, daß Jugendliche mit Hirnverletzungen natürlich alle Entwicklungsphasen durchlaufen wie andere Heranwachsende auch. Die Schwierigkeiten und Konflikte des Erwachsenwerdens sind mit einer Hirnschädigung nicht plötzlich aus der Welt.

„Wir haben zur Zeit das Problem, daß wir immer überlegen, ob sein momentanes Handeln aufgrund des Unfalls so ist. Wir wissen ja nicht, wie er wäre, wenn alles normal gelaufen wäre.“

die Sorgen sind verständlich

Die Unsicherheit der Eltern über das, was sie ihrem Kind nach einer Hirnschädigung erlauben und zumuten können und was sie gar fördern sollen, ist sehr wohl verständlich. Natürlich bereitet es Sorgen, wenn der Gang unsicher und verlangsamt oder wenn die Orientierungsfähigkeit beeinträchtigt ist.

„Er geht jetzt zu Fuß, aber selbst da ist er gefährdet, man sieht ihm ja nicht an, daß er behindert ist. Man denkt, der kann schon laufen, so jung wie er ist; aber er kann nicht schnell laufen. Auf Kinder nehmen die Autofahrer eher Rücksicht, aber auf diese Jugendlichen nicht, die denken, der kann doch da leicht rübergehen.“

In der ersten Zeit wird es deshalb sicherlich sinnvoll sein, mit den Jugendlichen gemeinsam etwas zu unternehmen und bestimmte Aktivitäten auszuprobieren:

gemeinsame Aktivitäten

„Anfangs waren wir zu dritt mit dem Fahrrad unterwegs, einer voraus, einer hinterdrein, daß wir ihn absichern, und natürlich auf Straßen, die nicht ganz so befahren sind, auf Radwegen und so."

Hierbei können sich die Eltern ein Bild von den Fähigkeiten des Jugendlichen machen. Doch sind gemeinsame Unternehmungen natürlich auf Dauer keine Lösung, weil die Jugendlichen vieles lieber ohne die Eltern machen wollen. Ideal ist es deshalb, wenn sie auf einem eher ungefährlichen Terrain selbst Erfahrungen sammeln und herausbekommen können, was noch geht und was nicht mehr.

alleine Erfahrungen sammeln

„Beim Autofahren ist das Risiko sehr groß, aber beim Skifahren nicht so, da kann man mehr ausprobieren. In der ersten Zeit ist unser Sohn nur auf Langlaufskiern gegangen, und jetzt ist es so, daß er erstmal ein Stück gefahren ist, von sich aus den Schneepflug gemacht hat. Der Gleichgewichtssinn stellt sich wieder mehr ein im Umgang mit den Skiern, und er ist auch vorsichtiger."

„Das Radfahren konnten wir ihm nicht erlauben, aber das Fußballspielen, und das haben wir ihm erlaubt. Er hat es probiert, mit allen Konsequenzen hat er es probiert. Ein halbes Jahr hat er es versucht, aber er hat gesehen, daß er nicht mithalten kann mit der Schnelligkeit. Ja, er ist selber zu mir gekommen und hat gesagt: „Da stimmt etwas nicht, da komm' ich nicht mehr zurecht damit." Ich habe gesagt: „Möchtest du es nochmal probieren? Probier's doch mal." Nicht mit den Hintergedanken, daß sie ihn dann rausschmeißen, sondern damit er selbst die Grenzen sieht."

Trotz des Scheiterns ist dieses „Fußball-Beispiel" in einem anderen Sinne gut ausgegangen. Der Sohn hat selbst eingesehen, daß er nicht an die alten Leistungen anknüpfen kann, und scheint dies akzeptiert zu haben.

„Beim Einkaufen beispielsweise, ich schicke ihn immer nur ein Stück weiter. Ich sage ihm: „Wenn du jetzt zum „Plus" gehst, das ist ungefähr eine halbe Stunde, und dann wiederkommst und es ist nichts passiert, dann kannst du da und da hingehen. Und am Wochenende fahren wir den Weg mit dem Rad, aber nur unter der Voraussetzung, daß du das und das tust, und wenn das nicht funktioniert, mußt du zu Hause bleiben." Manchmal akzeptiert er es ganz, andererseits sagt er: „Ich weiß schon, ich bin blöd und ihr haltet mich alle für blöd." Das ist ganz schlimm! Dann beklagt er sich, daß er nie wegkommt. Aber wenn er sich dann beruhigt hat, dann sieht er schon ein, daß man ihm doch mehr anvertraut, dann geht es wieder. Aber es ist wichtig, daß er es selbst sieht, daß es immer besser wird. Er muß sehen, wenn er sich an die Anordung hält, dann trauen wir ihm auch mehr zu. Ich denke, man muß immer wieder ganz klar sagen: „Wenn du das und das erfüllst, dann können wir dir das und das erlauben."

gemeinsame Aufgabe von Eltern und Jugendlichen

Die Eltern und die Jugendlichen sollten gemeinsam herausbekommen, was geht und was nicht geht. Die Eltern müssen wieder Vertrauen in die Leistungsfähigkeit ihres Sohnes oder ihrer Tochter gewinnen. Dafür ist es notwendig, daß die Jugendlichen ebenfalls Vertrauen in ihre Fertigkeiten haben.

„Ich sage meinem Sohn, daß ich ihm nur soviel erlauben kann, wo auch ich gut damit zurechtkomme. Das sage ich ihm, wenn er aus dem Haus geht. Denn ich war fertig am Anfang, wenn er nicht rechtzeitig heimgekommen ist. Ich habe gezittert oder geheult. Und er hat zwar gesagt: „Du brauchst keine Angst haben." Aber ich hab' gesagt: „Du setzt mich unter Druck, aber ich kann dich nur gehen lassen, wenn ich das Gefühl habe, das kannst du machen, z.B.

beim Bäcker einkaufen.“ So haben wir das gemacht und so funktioniert es auch. Wenn er sagt, er geht dort hin und ist um die und die Uhrzeit wieder da, dann schaue ich, ob er das machen kann. Wenn ich das Gefühl habe, es geht, sage ich o.k., und wenn er heimkommt und fragt: „Hast du Angst gehabt?“, sage ich: „Nein, ich habe keine Angst gehabt.“

„Es ist schon schwierig, in Situationen, wo er gefordert wird, zu bemerken, ob er überfordert wird, und das eben auszuprobieren. Da versteckt er sich schon manchmal hinter seiner Behinderung: „Ich bin blöd und ich bin behindert.“ Da bin ich ihn schon mal ganz hart angegangen und ich war mir im Augenblick auch nicht sicher, aber ich hab' gesagt: „Du willst es doch nicht bleiben“, und da hat er nichts mehr gesagt. Aber das ist halt auch eine Gradwanderung. Ich mein', wenn jemand gerade in der depressiven Phase ist, da würde man das natürlich nicht sagen.“

Es ist ein wichtiges Thema, neu zu bestimmen, was die Jugendlichen können und was wirklich nicht geht. Allerdings sind die Eltern ständig in dem Konflikt, daß die Jugendlichen in der Phase der Ablösung vom Elternhaus dahingehend argumentieren, daß die Eltern dauernd nur Einwände hätten und immer zu vorsichtig wären.

„Und wir sind ja eh' nicht die Kompetenten, wir sind viel zu vernünftig, wir sind viel zu vorsichtig, und: „Ihr immer mit Eurer Vorsicht!“

Wunsch nach Unabhängigkeit

Die Eltern müssen damit rechnen, daß ihre Fürsorge nicht unbedingt den Wünschen der Jugendlichen nach Unabhängigkeit und Selbständigkeit entgegenkommt. Bei allen Versuchen, die neuen Schritte abzusichern, muß man verstehen, daß die Jugendlichen dies als Einmischen erleben und heftig darauf reagieren.

Wir haben bereits auf die Gefahr hingewiesen, gegenüber einem Hilfsbedürftigen in ein überbehütendes und damit einschränkendes Verhalten zu geraten. Dazu können noch spezifische Einschränkungen kommen, die solche Verhaltensweisen oft zusätzlich fördern. Zum Beispiel können Sprachstörungen dazu führen, daß man deswegen mit dem Betroffenen wie mit einem Kleinkind redet und ihn dann auch allgemein so behandelt. Dabei kann aber übersehen werden, daß die Gefühle und das Denken sich nicht von denen eines Erwachsenen unterscheiden. Den Jugendlichen kann es sehr auf die Nerven gehen, wie Kinder bevormundet zu werden. Dies alles ist bei einem Jugendlichen, der vor dem Unfall oder der Erkrankung bereits das Elternhaus verlassen hatte, noch gravierender. Das die Selbständigkeit einschränkende Verhalten kann sich in Kleinigkeiten ausdrücken, die aber der Adressat sehr wohl bemerkt:

Gefahr der Bevormundung

überflüssige Warnungen

„Es ist einfach schon so in einem drin, wenn er sagt: „Mama, soll ich dir von unten was holen?", dann: „Ja schon, aber paß auf!" Das sagt man oft schon so automatisch, und hinterher denke ich es mir oft, wenn ich es ausgesprochen habe: Das brauchst du doch gar nicht zu sagen; du weißt ja ganz genau, der kommt runter. Aber man sagt das so automatisch, wenn er rausgeht: „Paß auf, fall nicht hin!" – oder was auch immer."

Damit wird dauernd signalisiert: „Ich traue dir nichts zu." Natürlich ist es auch Ausdruck dafür, daß man sich Sorgen macht. Schlimm wird es dann, wenn der Betroffene bei allen Aktivitäten in die Krankenrolle gedrängt wird, auch dann, wenn nichts oder nur sehr selten etwas passieren kann.

Schlimmer noch als dies ist, wenn sich die Jugendlichen als Person nicht geachtet fühlen:

„Da ist eine Frau, die speziell für ihn in der Arbeit so ein bißchen zuständig war. Ich habe sie kurz kennengelernt, da hat sie gesagt: „Ach, brauchen's sich mal gar keine Ge-

danken machen. Ich habe ja schließlich auch drei erwachsene Söhne, wir kriegen das schon", und so weiter und so fort, wo ich mir gedacht habe: Sagst nicht zu viel, hältst dich lieber zurück. Und hinterher hab' ich festgestellt, daß sie völlig ungeeignet für unseren Sohn ist, weil sie den nicht für vollwertig nimmt. Es ist zwar sehr gut meint, aber wie bei einem kleinen Kind, und das ist natürlich genau das Verkehrte. Das fing halt gleich am Anfang an, daß sie ihn nur beim Vornamen nannte und gar nicht fragte, ob ihm das recht ist. Aber ich finde, es ist so wichtig für diese Leute, daß sie für voll und erwachsen genommen werden. Und auch wenn sie sich einmal nicht erwachsen verhalten, daß sie eben trotzdem für voll genommen werden. Aber wie wollen Sie das jemandem klar machen, der die Probleme nicht kennt? Das ist halt unheimlich schwierig."

Nur allzuleicht werden die Betroffenen als kleine Kinder behandelt. Dies fängt bereits bei Kleinigkeiten an, die vermeidbar wären. Denn häufig wird etwas über den Kopf der Jugendlichen hinweg entschieden, womit sie vielleicht einverstanden wären, aber es ist trotzdem schlimm für sie, daß man sie vorher nicht gefragt hat. Solche Irritationen lassen sich verhindern, wenn sich die Eltern oder andere Personen vorher nach der Meinung der Jugendlichen erkundigen.

die Jugendlichen einbeziehen

„Ja, man sollte sie schon fragen: „Wie hättest du es denn gern?" – oder daß man ihnen das Gefühl gibt, ihre Meinung wird gehört, vor allem bei harmlosen Dingen, wo nichts passieren kann, daß man das da besonders herausstellt."

B) Kontakte zu Gleichaltrigen

Die Eltern sind in der ersten Zeit nach der Hirnverletzung die wichtigsten Bezugspersonen. Der Wunsch der Jugendlichen, auch mit Gleichaltrigen wieder in Kontakt zu kommen, rückt aber im weiteren Verlauf immer mehr in den Vordergrund. Mit Freunden kann eben vieles besprochen werden, über das man mit den Eltern entweder nicht reden will oder nicht reden kann. Auch zu vielen Freizeitaktivitäten gehören Freunde, denn alleine macht es keinen Spaß. Viele Unternehmungen sind zudem überhaupt nur mit anderen realisierbar. Ein Schachcomputer ersetzt eben doch keinen Spielpartner, vor allem nicht auf lange Sicht.

sollen Eltern die Kontakte fördern?

Kontakte zu Freunden wiederaufzunehmen ist nach einem langen Klinikaufenthalt oft alles andere als einfach. Sollen die Eltern diese sozialen Kontakte fördern? Im günstigen Fall halten die Freundschaften von früher, ohne daß viel unternommen werden muß:

„Unser Sohn war vorher bei verschiedenen Vereinen und hatte überhaupt viele Freunde; da ist praktisch der gleiche Freundeskreis geblieben. Und wenn wieder mal eine Zusammenkunft ist, dann ist er einfach von Haus aus eingeladen. Die holen ihn, oder wir fahren ihn hin und bringen ihn wieder heim, weil er halt selber noch nicht so weit gehen kann, aber da ist er einfach viel dabei."

frühere Freunde ziehen sich zurück

Oft ist es aber so, daß die Freundschaften von früher nicht ohne weiteres erhalten bleiben:

„Anfangs sind auch immer vom Gymnasium so vier, fünf Mädchen gekommen. Das habe ich ganz toll gefunden, weil die Ärzte da auch gesagt haben, es wäre gut, wenn immer irgendjemand zu meiner Tochter kommen würde. Aber jede studiert oder lernt halt was, dann ist das immer weniger geworden, und auf einmal ist da jetzt niemand mehr. Jetzt ruft keine mehr an, und meine Tochter sagt, sie ruft auch keinen an."

Die Gründe für den Rückzug früherer Freunde können sehr vielfältig sein.

„Mein Sohn ist ja früher mit seinem Freund immer in das Fitness-Studio gefahren. Da hat er gemeint, wie er aus dem Krankenhaus draußen war, daß das so weitergeht. Da hat er zu seinem Freund gesagt: „Am Samstag fahr' ich wieder mit." Da hat der gleich groß geschaut und wollte ihn halt nicht dabeihaben. Das hat mein Sohn sofort gemerkt, und von da an hat er auch nichts mehr gesagt. Er hätte vielleicht die Übungen schon machen können, und dann wäre er eben drin gewesen in dem Kreis. Aber der andere wollte ihn schon nicht dabeihaben, weil da sind ja so tolle Hasen dort, wo sie Gymnastik machen, und die könnten ja schaun, wenn er da mit so einem Behinderten ankommt."

„Bei unserem Sohn war es so, daß ich lange habe erinnern müssen: „Jetzt ruf' doch einmal deine Freunde an, tu doch mal den Kontakt halten", und dann war immer diese Hemmschwelle: „Was soll ich denn denen erzählen, ich vergesse ja alles." Es ist ganz schwierig, die Leute dazu zu bringen, aus sich rauszugehen, bißchen von sich aus was zu tun, also bei unserem Sohn war auch am Anfang eine Hemmschwelle da. Das hat er, Gott sei Dank, relativ überwunden, aber es ist immer noch so ein bißchen da."

Eine grundlegende Schwierigkeit liegt darin, daß die Freunde anfangs auch nicht viel von den möglichen Folgen einer Hirnverletzung wissen oder auch ganz falsche Vorstellungen darüber haben:

„Die hatten Angst, daß bei ihnen was passieren könnte, wenn er da dabei ist, wenn sie ihn mal in den Rollstuhl umgesetzt haben, daß ihm da bei ihnen was passieren könnte; da waren sie eigentlich immer sehr vorsichtig, da hab' ich dann schon gesagt: „Wir nehmen ihn ja genauso mit, wir können ihn nicht unter einen Glaskasten tun."

falsche Vorstellungen

„Wo sie noch gekommen sind, da hieß es: „Das wissen wir schon, daß man da wieder das Reden lernen muß und das

Essen"; denn sie haben da von Unfällen und Schädel-Hirn-Trauma gelesen, von dem und dem Sportler oder von dem Sohn eines Schauspielers. Aber die waren da so eingestellt: Das muß man jetzt wieder alles lernen, und dann muß man das können. Jetzt ist es beim G. aber so, der kann einmal das Glas anlangen und das andere Mal wieder nicht. Da waren sie einmal in einem Lokal, und da hat er angeblich ganz unbewußt das Glas genommen und alleine getrunken, dann haben sie gesagt: „Siehst du, du kannst es, du mußt nur mögen", und da hat er sich dann daheim so aufgeregt: „Die haben ja keine Ahnung." Die meinen, der tut nur so und kann's und er macht's aber nicht. Und da wollte er dann nicht mehr mitfahren, da war's schon aus. „Da fahr' ich nimmer mit. Da sieht jeder, daß ich behindert bin, ich bin der letzte Depp, und dann lachen sie mich bloß wieder aus." Und durch das hat er sich dann eben zurückgezogen."

informieren Sie die Freunde

Diese Beschreibungen veranschaulichen, daß so manche Vorstellungen, die in der Öffentlichkeit über eine Hirnschädigung bestehen, wenig mit der Realität zu tun haben. Denken Sie daran, daß Sie Ihr bis jetzt angeeignetes Wissen bei anderen Personen nicht voraussetzen dürfen. Versuchen Sie, die Freunde, so gut es geht, zu informieren, über das, was – momentan zumindest – nicht erwartet werden kann, aber auch über das, was trotzdem möglich ist. Vor allem der letzte Punkt wird nur allzu häufig vergessen! Sicherlich ist es so, daß diese Informationen allein nicht genügen, vieles ist am besten aus der Erfahrung zu begreifen. Die Informationen können aber helfen, die ersten Barrieren zu überwinden, damit der andere sich überhaupt auf einen Kontakt einläßt. Diese ersten Schritte zu erleichtern, sollten die Eltern keinesfalls zögern:

„Wie unser Sohn das erste Mal heimgekommen ist, waren da eine ganze Menge da. Die wollten zum Teil einfach auch nur schauen, waren zum Teil auch sehr betroffen und ha-

ben gesagt, ja sie kommen wieder. Ich denke, einige wären wiedergekommen, wenn man als Eltern mutig gewesen wäre und gesagt hätte: „Was ist? Nächste Woche kommt der R. wieder heim. Hast du Lust? Eine Stunde oder eineinhalb oder wie es halt geht.“ Denn ich hab' das nicht erahnen können, daß die dann alle später nicht mehr kommen. So weit denkt man gar nicht, daß man in einem Jahr oder zwei, daß das so dringend wichtig wäre, daß Freunde da sind. Ich glaube, wenn man da ein bisserl mehr Mut gehabt hätte und gesagt hätte: „Ach du, komm halt! Hast nicht Lust? Wir fahren spazieren, magst mitfahren?“ Dann wäre sicher der eine oder andere gekommen und hätte die Scheu, die er praktisch vor dem neuen R. hat, überwunden.“

„Was wir gemacht haben, wir haben die Freunde immer ganz hoch gehalten, wir haben gesagt: „Mensch, das war derjenige, der unserem F. immer treu war und der zu ihm gehalten hat im Krankenhaus.“ Die haben sich da schon gut gefühlt. Eine Freundin reagiert zwar immer ganz stark so: „Das mache ich doch schließlich für den S. als Freund“, aber ich glaube trotzdem, die sehen doch die Dankbarkeit, daß sie uns allen helfen. Und ich glaube, das führt schon dazu, daß sie dann noch mehr tun. Wie gesagt, beim S. sind es weniger geworden, aber die drei, die doch regelmäßiger kommen, die kommen auch mit eigenen Ideen, was sie mit ihm machen. Für ihn ist es ganz wichtig. Wenn er dann mit ihnen alleine weg ist, ist er ein ganz anderer Mensch. Da ist er auch nie müde, das kann so spät sein, wie's will. Es war schon um 1 Uhr nachts oder es war noch später, als er nach Hause gekommen ist, und da mußte er uns noch alles erzählen, wo sie überall waren und was sie alles erlebt haben. Das war für ihn ganz toll, und da war er, da hat man gemerkt, der Hauch wieder von früher.“

die Freunde loben

„Das ist ein ganz, ganz wichtiger Tip, den man anderen Eltern geben könnte. Manche finden es ja peinlich, daß man

so etwas sagt, also das läßt man alles so laufen und denkt, es wird schon richtig gehen. Jemanden loben, das macht man ja in unserer Gesellschaft nicht so ohne weiteres."

Natürlich wäre es schön, wenn die Freunde allein von sich aus kommen würden. Doch sollten die Eltern und die Jugendlichen nicht darauf warten, sondern möglichst selbst die Initiative ergreifen.

„Das kann man als Eltern natürlich schon fördern, daß man gemeinsam ein Fest macht. Oder wir haben die zwei Freunde mit Freundinnen zu Silvester eingeladen. Das bringt natürlich schon eine gewisse Verbindung. Aber man muß schon als Eltern dauernd anschieben."

„Die haben mich immer gefragt: „Was kann man denn dem H. bringen?" Da habe ich gesagt: „Ihr braucht ihm nichts Besonderes bringen, ihr könnt ihm bloß eure Zeit bringen, wenn ihr ihn besucht." Und die Ärzte haben gesagt: „Besuch rein, was geht." Die haben bis auf d'Nacht um 9 drin sein dürfen, und die Pfleger haben den Besuch auch noch sehr gelobt. „Das ist schön, daß ihr ihn besucht", obwohl er da noch überhaupt nicht reagiert hat, aber die haben gesagt: „Der merkt das schon." Dann haben sie ihm Kassetten gebracht und haben ihm eine Musik abgespielt und haben gesagt: „Die hat er immer gerne gehört." Ich hab immer gesagt: „Ihr könnt ihn nur besuchen und hernach, wenn er daheim ist, kommen und irgendwas mit ihm machen oder ihn mitnehmen. Das ist das einzige, was er braucht, sonst braucht er nichts." Und das, muß ich sagen, ist eigentlich gut angenommen worden, weil es ihnen auch die Ärzte und Pfleger da im Krankenhaus gesagt haben."

die Eltern als Vermittler

Diese Schilderungen sollen die Eltern ermutigen, durchaus aktiv zu versuchen, eine Vermittlerposition zwischen den alten Freunden und dem Jugendlichen einzunehmen. Sicherlich ist auch damit zu rechnen, daß trotz der Bemühungen der Eltern die früheren Kontakte nicht immer aufrechterhalten werden können oder, wie bei allen anderen Jugendlichen auch, aus den verschiedensten Gründen abbrechen.

„Manche Freundschaften nutzen sich halt ab, wie bei den Gesunden auch. Was der Nachteil von Behinderten ist, da wächst nichts nach, deshalb werden die Freundschaften eigentlich weniger. Da muß man sehen, daß neue Freundschaften gefunden werden, und da muß man halt auch etwas dafür tun, weil zwangsläufig einige einfach wegziehen und dann ist es halt einfach vorbei. Das ist das große Handicap von Behinderten, das muß man ganz klar sehen."

„Das Problem wird jetzt eigentlich, weil seine Freunde jetzt fast alle feste Mädchen haben und da mehr gebunden sind. Da haben sie auch nicht mehr soviel Zeit für gemeinsame Sachen wie sonst."

Gefahr der sozialen Isolierung

Im Gegensatz zu nicht-behinderten Jugendlichen besteht aber die Schwierigkeit darin, daß die Aufnahme neuer Beziehungen bei Behinderten viel komplizierter ist als bei Gesunden. Wenn die alten Kontakte nicht mehr tragen, wächst die Gefahr der sozialen Isolierung enorm. Nun gibt es bestimmte Jugendgruppen, deren Mitglieder sich im sozialen Bereich besonders engagieren. Es kann sich lohnen, den Kontakt zu suchen. Solche Gruppen sind unter Umständen sogar besser geeignet als ein eher loser Freundeskreis.

„Das habe ich bei unserem Sohn gesehen; denn die haben ganz andere Interessen. Es war immer hinderlich; wenn er in ein Lokal gegangen ist, haben sie ihm das Glas hintun müssen. Er trinkt mit dem Strohhalm, jeder schaut, dann genieren sich die anderen nämlich auch dafür, dann ist sicher einer dabei von den anderen Jungen, der dann blöd lacht oder blöd daherredet. Da ist wirklich eine andere Grup-

pe besser, sagen wir eben wie die Pfadfinder vielleicht. Das ist halt auch ein ganz sozialer Kreis, die kümmern sich oft um Behinderte und betreuen sie auch einen ganzen Tag.“

Pfadfinder oder ähnliche Gruppen

Die Organisation der Pfadfinder ist nur eine unter verschiedenen Jugendgruppen, die in ihre Aktivitäten ausdrücklich auch Jugendliche mit Behinderungen einbeziehen. Erkundigen Sie sich bei der Reha-Einrichtung nach solchen Gruppen. In größeren Gemeinden gibt es ein Jugendamt, das Ihnen weiterhelfen kann. Zu denken wäre auch an Sportvereine, die Aktivitäten speziell für Behinderte anbieten. Hinzuweisen ist schließlich auf Gruppenreisen für Behinderte, bei denen sich eventuell Kontakte knüpfen lassen (Adressen am Ende des Buches).

C: Zukunftssorgen

was wird, wenn wir nicht mehr sind?

Die Sorge: „Was wird, wenn wir nicht mehr sind?“ war ein Thema, das in vielen Gesprächsrunden von den Eltern direkt oder indirekt immer wieder angesprochen wurde.

„Sicher hat jeder schon einmal das Angsterlebnis: Was wird, wenn wir einmal nicht mehr sind? Ich glaube, das ist etwas sehr Gravierendes, was man immer wieder denkt.“

„Ich denke, das ist der Hauptbelastungspunkt: Was wird, wenn man selber nicht mehr ist, oder wenn man mal nicht mehr kann, also wenn einem selber gesundheitlich etwas passiert? Was ist dann? Kann man Vorsorge treffen? Wie kann man überhaupt damit umgehen?“

„Mir geht es so, daß ich sage, ich muß mit aller Gewalt schauen, daß ich 100 Jahre alt werde, weil das eigentlich die größte Angst ist, weil man so wehrlos gegen diese Angst ist, das ist das Allerschlimmste für einen, so als Angehöriger, weil man zwar einiges tun kann, aber eben nicht sagen kann, was weiter passiert.“

Auch in diesem Zusammenhang sollten Sie sich vergegenwärtigen, wie es denn bei gesunden Kindern aussehen würde. Denn frei von Sorgen und ohne eine Portion Unsicherheit über das, was aus den Kindern werden wird, läuft keine Erziehung ab.

Vorsorgemaßnahmen

„Man muß ja immer irgendwie vorsorgen, wenigstens vordenken. Das ist zwar beim gesunden Kind sicher auch, aber da kann ich eben nur schauen, daß es so gut wie möglich durch die Schulbildung kommt und daß es so gut wie möglich eine Ausbildung kriegt, aber dann irgendwann ist es für die Eltern eigentlich doch einmal aus. Aber das, denke ich, ist in unserem Fall eben nicht so ganz für immer aus; denn selbst wenn er vielleicht lernt, eine gewisse Selbständigkeit zu erreichen, wird doch Hilfe immer nötig sein. Und was ist, wenn ich die nicht mehr geben kann?“

Im Mittelpunkt vieler Diskussionen stand die Befürchtung, daß eine solche konstante Hilfestellung nicht mehr oder nur unzureichend gewährleistet ist. Sicherlich sind die Eltern diejenigen, die sich am stärksten engagieren, was bei anderen Helfern nicht so zu erwarten ist. Zudem wissen sie am besten über die Einbußen, aber auch über die Fähigkeiten der Jugendlichen Bescheid. Vielen Eltern fällt es deshalb sehr schwer, sich vorzustellen, daß die Tochter oder der Sohn irgendwann ohne diese optimale Hilfe auskommen muß.

Gerade für Eltern derjenigen Jugendlichen, die aufgrund ihrer Behinderungen keine Berufstätigkeit mehr ausüben können und die deshalb auch für die nächste Zeit noch zu Hause leben werden, sind die Zukunftssorgen sehr real. Die Wahl geeigneter Vorsorgemaßnahmen ist nicht leicht. Dies fängt schon damit an, die verschiedenen Möglichkeiten ausfindig zu machen. Dies braucht Zeit. Viele Gespräche und Diskussionen sind z.B. nötig, wenn es um einen Platz in einem Wohnheim geht.

„Wenn es ihm schlecht geht, dann sagt er, das kann er sich nicht vorstellen mit dem Wohnheim – denn ein Therapeut hat gesagt, er soll schaun, daß er von daheim wegkommt, damit er selbständiger wird. Aber wenn er wieder besser beieinand ist, dann sagt er, er zieht aus, er will weg von daheim, er kommt sich vor wie ein kleines Kind."

die Wahrheit sagen

„Ich muß ihm dann manchmal eben die Wahrheit sagen, die dann auch irgendwo weh tut, aber auf der anderen Seite sage ich: „Weißt du, ich muß dir das jetzt sagen, eigentlich ist der mit körperlichen Behinderungen, der jetzt geistig besser drauf ist, der ist in einem gewissen Sinne besser dran, der kann vielleicht das und das bessser machen, was du vielleicht nicht machen kannst." Und es tut mir furchtbar weh, aber das wäre immer wieder gekommen, die Situation, wo man ihm eben weh tun muß. Aber ich sag' ihm: „Das ist etwas, was ich dir ganz ehrlich sagen muß; denn wenn ich dich anschwindel und du kommst mir selber drauf, ist die Situation noch viel schlimmer."

Wieder-eingliederung in den Beruf

Eine wesentliche Erleichterung würde es natürlich bedeuten, wenn die Jugendlichen durch einen Beruf abgesichert wären. Die Wiedereingliederung in das Berufsleben ist jedoch in der gegenwärtigen Beschäftigungssituation eine der Hauptschwierigkeiten für Schädel-Hirn-Verletzte, und zwar unabhängig vom Alter. Dabei schließen eine Reihe von Behinderungen, die die Fortbewegung, den Gebrauch einer Hand oder ein flüssiges Sprechen beeinträchtigen, manche berufliche Tätigkeiten zwar aus, doch sind andere Einbußen für Schwierigkeiten in der beruflichen Wiedereingliederung viel entscheidender. Neben den sogenannten kognitiven Beeinträchtigungen, die die Konzentrationsfähigkeit, das Gedächtnis und das Planen und Denken betreffen, besteht ein grundlegendes Problem in der reduzierten allgemeinen Belastbarkeit:

Probleme mit der Belastbarkeit

„Es ist sehr schwierig mit unserem Sohn. Er hat Probleme auch mit der Belastbarkeit, also meist ist er noch vormit-

tags belastbar, braucht aber stets Pausen dazwischen, und da ist es ganz schwierig, das Passende zu finden. Er kann beispielsweise nicht Stunden zur Arbeit unterwegs sein und ein paar Stunden arbeiten, das ist einfach unmöglich."

„Wo ich bei unserem Sohn immer eine Schwierigkeit sehe, daß er emotional noch nicht sehr belastbar ist. Ich weiß nicht, ob sich sowas ändern kann, weil mein Sohn konnte früher sehr gut mit Menschen umgehen; er hatte zum Beispiel immer Nachhilfeschüler, wo er sich was dazuverdient hat. Er hat pädagogisch vorgehen können und unheimlich gut erklären können. Da denke ich mir immer, da wäre er eigentlich für sowas Pädagogisches geeignet. Aber vom Gefühl her ist er nicht sehr belastbar; es rührt ihn sehr schnell was an, und da, glaube ich, ist die Grenze."

Generell verlangt das Berufsleben eine ausreichende Belastungsfähigkeit. Dies ist jedoch bei Patienten mit chronischen Erkrankungen oder Behinderungen gerade ein besonders wunder Punkt. Viele berichten, daß sie im Laufe der Zeit mit all den belastenden Erfahrungen weit dünnhäutiger, empfindlicher und auch reizbarer geworden sind. Die Suche nach einer geigneten Beschäftigung ist jedoch drängend, weil es bei der Arbeit nicht nur um die finanzielle Seite geht:

„Wir sind jetzt mit unserem Sohn auf der Suche nach einer neuen Tätigkeit. Das schlimmste ist, meine ich, wenn ein junger Mensch wie unser Sohn sich nutzlos vorkommt. Das, glaube ich, ist ein ganz großes Problem."

Einrichtungen zur Förderung

Für die Jugendlichen mit Hirnverletzungen ist die Situation äußerst schwierig, da Einrichtungen, die Fördermaßnahmen oder Beschäftigungsmöglichkeiten außerhalb des regulären Arbeitsmarktes anbieten, mehr den Erfordernissen für körperlich und geistig Schwerbehinderte entsprechen.

„Der R. hat Riesenschwierigkeiten gerade am Anfang gehabt. Ihm war ganz klar, daß das die einzige Möglichkeit für ihn war, daß er jetzt in die Schule geht. Aber er hat das völlig abgelehnt für sich, daß er da dazugehören soll. Er hat die zwar unterstützt, und er hat die gefahren; und ein anderer hat ein neues Federmapperl gebraucht – das war ganz klar, nicht von daheim ein gebrauchtes, nein, da kaufen wir eines. Aber daß er da jetzt irgendwie dazugehört, wo doch die viel schlechter dran sind, das wollte er nicht einsehen, obwohl er auch oft im Unterricht gemerkt hat, daß die das Einmaleins viel schneller gewußt haben. Das hat ihn dann schon wieder fürchterlich getroffen.“

Unterschiede zu angeborenen Behinderungen

Diese Schilderung macht eine Reihe von Problemen deutlich, die Jugendliche mit Hirnverletzungen in solchen Einrichtungen haben. Oftmals fühlen sie sich diesem Personenkreis nicht zugehörig. Im Gegensatz zu Personen mit angeborenen Behinderungen, die aus eigener Erfahrung einen nicht-behinderten Zustand gar nicht kennen, wissen die hirnverletzten Jugendlichen, was sie vorher alles gekonnt haben. Es ist schwer zu verarbeiten, daß dies nun alles anders sein soll. Oft sind die geistigen Fähigkeiten hirnverletzter Jugendlicher denen von nur körperlich Behinderten unterlegen, was zu einer großen Belastung für das Selbstwertgefühl werden kann. Schließlich ist das Zusammenleben mit schwerbehinderten Personen eine ständige Konfrontation mit dem Behindert-Sein, auch für die Eltern:

„Ich muß sagen, ich tu mich da auch ein bisserl schwer; auch für mich ist es lange furchtbar schwer gewesen. Wenn ich da rein geh', bin ich den ganzen Tag wirklich geschafft. Nicht nur, daß ich das Leid mitanschauen muß – wobei die Kinder oft so fröhlich sind, daß ich einen richtigen Knacks krieg'. Die sind wirklich so schlecht drauf und die humpeln da so lustig und so fröhlich und du hängst oft mit so einem Gesicht da und hast eigentlich gar nicht die

Berechtigung; denen geht es tausendmal schlechter. Da muß ich sagen: Da habe ich auch bisserl die Schwierigkeiten, ihm da von mir aus so einen Schubs zu geben und zu sagen: „Schau, du hast halt jetzt das und der hat das, so kann man sich immer ergänzen", aber er kennt mich viel zu gut, er spürt genau: Das sagt sie jetzt nur so, aber da drin denkt und fühlt sie genauso wie ich."

Bei all den Bedenken kann sich aber die Alternative, d.h. daß die Jugendlichen ihre Zeit nur zu Hause verbringen, noch viel nachteiliger auswirken.

zu Hause bleiben, ist keine Lösung

„Es wäre noch viel schlimmer gewesen, wenn er immer zu Hause gewesen wäre. Er kann nicht viel fernsehen, lesen tut er nichts, das ist ihm zu anstrengend. Jetzt liegt er nur rum und wird immer müder und müder, immer deprimierter. Das ist dann auch nichts. Aber so muß er sich wenigstens in der Früh aufraffen, muß zur S-Bahn gehen, U-Bahn und muß sein Hirn anstrengen und er hat einfach ein bisserl Ablenkung."

„Er hat gesagt, er geht da nur rein, daß wir Ruhe geben. Er hofft zwar, daß das was bringt, aber von der Arbeit sieht er keinen großen Sinn. „Was soll ich da drin lernen, wenn ich nur mit dem Papier umeinandermache?" Aber am Schluß war's ihm dann doch recht, denn: „Da hab' ich auch so einen Ablauf wie meine Freunde. Ich muß auch Montag bis Freitag in die Arbeit" – so ungefähr. Und da gab's Brotzeit vormittags und Mittagessen, und da waren alle beieinander; das war ihm schon das wichtigste, glaube ich."

Ist eine Wiedereingliederung in das Berufsleben möglich, erfordern die Beeinträchtigungen der Jugendlichen häufig eine spezielle Anpassung des Arbeitsplatzes. Die genauen Einzelheiten kann man aber nicht unbedingt schon vorher bestimmen. Oft lehrt erst die Erfahrung, was ganz gut funktioniert und bei welchen Aufgaben oder Anforderun-

Anpassung des Arbeitsplatzes

gen Schwierigkeiten entstehen, so daß Hilfsmittel eingesetzt werden müssen. Zudem braucht es manchmal Zeit, das geeignete Hilfsmittel zu finden, und dieser ganze Prozeß gestaltet sich bei jedem Jugendlichen anders. In vielen Fällen wäre an der Arbeitsstelle eigentlich ein Vermittler nötig, eine Person, die um die Schwächen des Betroffenen, aber auch um die Stärken weiß.

„Gehen wir jetzt mal von der Lehre aus, dazwischen braucht's eigentlich einen Vermittler, das ist schon richtig. Das bedeutet aber, es wäre ein unheimlicher Aufwand für'n Lehrer oder Ausbilder, daß er aufschreibt: „Jetzt habe ich die und die Situation mit den und den Problemen gehabt"; dann kommt ein paarmal in der Woche der Berater und sagt: „Also in der Situation sollte das und das gemacht werden."

„Ich denke, das ist aber vielleicht auch wieder der Punkt, den also die Betroffenen auch irgendwo nicht wollen, dieses ständige Fürsprechen."

„Ja, darin liegt das Problem: Auf der einen Seite wollen die Betroffenen selbständig sein oder selbständig werden, und man will ihnen ja die Hoffnung nicht nehmen, und auf der anderen Seite bräuchten sie immer einen, der ständig im Hintergrund ein Fürbitter ist oder der ständig Gebrauchsanweisungen gibt. Und das geht irgendwo nicht."

wie weit sollte die Hilfe der Eltern reichen?

Auch hier begegnen wir wieder der Frage, bis zu welchem Grad die Hilfestellung der Eltern denn reichen sollte. Dies wird jedoch vorab kaum zu entscheiden sein; denn allein die Erfahrungen geben schließlich darüber Auskunft, wo Schwierigkeiten im Arbeitsprozeß ein Eingreifen notwendig machen. Allerdings müssen die Jugendlichen zunächst in die Lage kommen, Erfahrungen in einem Beruf sammeln zu können.

„Unser Sohn hat sich mit der Situation, ich will sagen, teilweise abgefunden. Es gibt Bereiche, wo er sich klar dar-

über ist, daß er die nicht mehr erreicht. Unser Sohn – es war ein Unfall, er hatte studiert – versucht da natürlich, wenn er irgendwo arbeitet, daß ihm das für ein weiteres Fortkommen hilft, daß er etwa sagt: „Ich komme mit meiner Umwelt weiter, ganz gleich was." Und wir sind manchmal wirklich erstaunt darüber, mit welchen simplen Tätigkeiten er sich abfindet. Er weiß auch, daß es eigentlich für ihn zu simpel ist, aber besser das als gar nichts."

„Vorher wollte er Betriebswirtschaft studieren, also macht er eine Banklehre oder Versicherungskaufmannn und versucht jetzt einfach 'mal, seine Grenzen auszuloten. Er wird erst im Herbst nächsten Jahres diese Lehrstelle antreten, bis dahin ist er hoffentlich schon wieder ein Stück weiter. Ich glaube, man sollte die Jugendlichen hier auch nicht stoppen. Das ist verkehrt. Man muß die richtig ins Leben stellen, abhängig von dem jeweiligen Gesundheitszustand, und sie sollen's selber versuchen und selber kämpfen, um zu gucken, wie weit das geht."

Einstieg auf einer niedrigen Ebene

Es ist zu empfehlen, den Einstieg auf einer niedrigeren Ebene zu beginnen. Allerdings braucht es dazu schon ein einigermaßen gefestigtes Selbstwertgefühl, denn Abstriche von den beruflichen Plänen müssen erstmal verarbeitet werden. Dies gilt jedoch nicht nur für die Jugendlichen, sondern ebenfalls für die Eltern, die ja auch bestimmte Hoffnungen und Wünsche hinsichtlich der beruflichen Zukunft ihrer Kinder gehegt haben. Da besteht schon auch für die Eltern die Gefahr, mehr zu erwarten und mehr zu fordern, als derzeit möglich ist. Zwar kann nicht jeder Arbeitsversuch ohne Risiko abgehen, aber in einem solchen Fall wird ein Scheitern mit allen negativen Konsequenzen nur wahrscheinlicher.

auch die Eltern müssen ihre Erwartungen korrigieren

„Zwangsläufig machen wir uns natürlich Gedanken: „Was ist denn möglich, zu welchen Dingen ist er fähig, und welche Dinge sind erreichbar?" Und das Spiel muß man halt

einfach einmal durchspielen und hat natürlich vielleicht auch einmal das Risiko, daß man Schwierigkeiten bekommt, aber das Risiko muß man wohl eingehen. Ich meine, mit gewissen Grenzen. Man darf sicher nicht die Ziele zu hoch stecken, lieber ein Stück drunter. Sage ich: „Weißt du, es ist leichter, eine Stufe tiefer einzusteigen und dann festzustellen, jetzt habe ich noch Kapazität frei und suche mir deshalb was anderes, als wenn man zu hoch einsteigen will" – was er kurz nach seinem Unfall ganz stark hatte. Und jetzt sagt er: „Du hast sicher recht, weil es passiert ja nichts, so alt bin ich auch noch nicht, ich kann ja wirklich immer noch weitersuchen."

12. Kapitel

Vieles müssen Sie erst ausprobieren – und: Fehler sind erlaubt!

Lernen steht im Mittelpunkt

Wir haben in den Kapiteln dieses Buches deutlich zu machen versucht, daß das Lernen im Zentrum der Wiederherstellung nach einer Hirnschädigung steht. Dies gilt nicht nur für die Patienten selbst, sondern gleichermaßen für die Angehörigen. Lernen heißt, Erfahrungen sammeln und somit ausprobieren und experimentieren, gerade dann, wenn keine Patentrezepte zur Verfügung stehen, wie es bei der Bewältigung des Alltags der Fall ist. Es braucht einige Zeit, bis z.B. alle Beteiligten herausgefunden haben, bei welchen Alltagsverrichtungen welche Hilfe notwendig ist, wo die Belastungsgrenzen des Patienten liegen, wie aggressive Verhaltensweisen zu vermeiden sind oder wie man mit depressiven Einbrüchen umgeht. Dies gilt ebenso für die Frage, wie man entscheiden soll, ob gewisse Leistungsdefizite durch Trainingsmaßnahmen weiter reduziert werden können oder nicht. Denn während die Verbesserungen am Anfang deutlich sichtbar waren, werden die Fortschritte bei den beeinträchtigten Fähigkeiten im Laufe der Zeit geringer.

„Ausgehend von der Sprache, das ist immer unser Fixpunkt, haben wir uns daran festgehalten, daß sich ja durchaus etwas getan hat. Gut, es ist vielleicht meine ganz naive Auffassung: wenn sich bisher schon was getan hat, wenn es Punkt um Punkt etwas besser wird, dann sollte man diesen Weg weitergehen."

Diese Einstellung ist alles andere als naiv, sondern trifft genau den richtigen Punkt. Solange sich Fortschritte ergeben, solange ist die Annahme realistisch, daß Entwicklungsmöglichkeiten vorhanden sind. Aber dies bleibt eine Annahme, die immer wieder kritisch zu überprüfen ist.

Dies ist deshalb von Bedeutung, weil Üben ohne Bestätigung durch spürbare Fortschritte schnell zu Frustrationserlebnissen führt. Versuchen die Angehörigen trotzdem, den Partner oder den Jugendlichen zu weiteren Versuchen zu motivieren, kann dies zu Komplikationen führen. Übungsmaßnahmen bei hirngeschädigten Personen unterscheiden sich in wesentlichen Punkten von denen bei Gesunden. Beispielsweise ist die gängige Vorstellung, daß man im Training nur mit einer gehörigen Portion Anstrengung weiterkommt, durchaus fragwürdig. Eine solche Anstrengungsbereitschaft führt bei der Ausführung einer beeinträchtigten Tätigkeit oftmals eher zu einer Verschlechterung, weil sich die Patienten häufig zu sehr verspannen. Außerdem wird eine automatisierte Körperbewegung (z.B. beim Schreiben mit der Hand) durch eine bewußte Kontrolle eher blockiert denn gefördert. Fernerhin ist allgemein bekannt, welchen Stress das bewußt kontrollierte Sprechen vor einer Zuhörerschaft verursachen kann, ganz anders als das spontane und ungezwungene Reden im privaten Kreis. Die Gefahr einer Überforderung der Patienten ist stets gegeben:

Probleme bei Übungsmaßnahmen

„Mein Sohn bringt zum Beispiel immer so Vergleiche, daß er gesagt hat: „Erklär das doch mal einem Blinden und sag ihm, daß er endlich sehen soll.“ Manches ist eben teilweise wirklich nicht erbringbar. Vielleicht ist es auch eine gewisser Schutz vor mir, daß ich momentan zuviel gefordert habe.“

nicht nur auf das Training setzen

Viele Patienten und Angehörige wenden große Energie und Zeit für das Training und Üben der beeinträchtigten Fertigkeiten auf. Dabei wird unserer Ansicht nach aber ein wichtiger Aspekt vernachlässigt. Berücksichtigen Sie auch Strategien, wie man mit dem zur Verfügung stehenden Potential weiterkommt. Patienten mit Gedächtniseinbußen konzentrieren sich häufig zu ausschließlich auf ein Training des Gedächtnisses, doch ist das Gedächtnis kein Muskel, der mittels eines Krafttrainings stärker wird. Dagegen wäre der Einsatz von Hilfsstrategien, wie die Anfertigung von Notizen, gerade bei wichtigen Dingen oftmals viel nützlicher und sicherer. Auch diese Vorgehensweise muß aber erlernt und eingeübt werden. Manche Patienten wehren sich jedoch gegen die Verwendung von Hilfsmitteln, weil sie sich schämen oder dies als Eingeständnis der Unveränderlichkeit der Einbußen bewerten. Eine solche Einstellung sollten die Angehörigen keinesfalls unterstützen.

Hilfsmittel

Natürlich ist es zu empfehlen, neue Erfahrungen dort zu gewinnen, wo bereits ein Grundstock an Vertrautem und Gesichertem existiert. Eine solche Basis in Zusammenarbeit mit den Patienten und den Angehörigen zu schaffen stellt das Ziel aller rehabilitativen Bemühungen dar. Doch geht das Lernen nach der Rehabilitation weiter. Mit der Initiative und den Ideen von Patienten und Angehörigen können noch deutliche Verbesserungen in verschiedenen Lebensbereichen gelingen.

Selbst ein Mißerfolg ist nicht nur negativ zu bewerten. Ein wiederholtes Nichtgelingen provoziert zumindest die Frage, ob es vernünftigerweise nicht besser wäre, die Energie anderweitig einzusetzen. Ebenso ist es außerordentlich nützlich zu wissen, unter welchen Bedingungen etwas nicht funktioniert. Diese Bedingungen müssen herausgefunden werden, damit man sie entweder verändern oder umgehen kann. Dies ist deshalb relevant, weil viele Auswirkungen einer Hirnschädigung nicht in ein „Alles oder Nichts“-Schema wie „Geht“ oder „Geht-nicht“ zu pressen sind.

Mißerfolge nicht nur negativ bewerten

„Fernsehen ist irgendwie nicht das richtige. Also sind wir ins Kino gegangen, gehen nach wie vor viel ins Kino. Man sitzt zusammen im Dunkeln, die Leinwand ist groß, es geht. Das Fernsehen funktioniert nicht so, für uns jedenfalls nicht.“

Die Angehörigen werden bei allen Versuchen, das Handlungspotential zu erweitern und die Selbständigkeit des Patienten zu fördern, mit einem bestimmten Risiko umgehen müssen. Dies ist mit einer Reihe von Befürchtungen und Ängsten verbunden, die durch den Unfall, der zur Hirnschädigung geführt hat, natürlich noch verstärkt werden können.

Ängste akzeptieren lernen

„Ich war immer schon ängstlich. Aber man lernt, dies für sich zu akzeptieren. Wenn ich Angst habe, dann teile ich dies zu einem gewissen Grad mit. Hab' ich recht gehabt, ist es gut, hab' ich nicht recht gehabt, dann ist es noch besser; dann kann ich für mich lernen, daß man manches nicht so schlimm nehmen muß. Gut, bei mir ist die Angst ständig irgendwo da. Bist du schuld, daß der Unfall passiert ist? Hättest du ihn selbst gefahren an diesem Tag – und so ähnliches. Aber ich muß ihn ja rauslassen. Und dann sitze ich daheim und bibbere, und dann kommt er heim, und es ist nichts passiert. Das ist ein ganz langer Lernprozeß, bis man lernt, für sich zu akzeptieren: So ist es und das kann sein und das kann ich nie ausschließen."

Niemand wird bestreiten, daß einige Befürchtungen ihren realen Hintergrund haben. Problematisch wäre es jedoch, wenn die Angehörigen zu pauschal und undifferenziert jedes Risiko vermeiden möchten. Patienten mit Problemen der Orientierung und des Gedächtnisses haben zwar Schwierigkeiten, sich im öffentlichen Verkehr zurechtzufinden. Ausfälle im Gesichtsfeld oder andere visuelle Beeinträchtigungen können dazu führen, daß sie Hindernisse oder andere Gefahren übersehen. Bei einem unsicheren Gang ist in großen Menschenmengen ebenfalls Vorsicht geboten. Solche Einschränkungen bedeuten jedoch nicht, daß die Betroffenen grundsätzlich nur in Begleitung aus dem Hause gehen könnten bzw. ihre Mobilität völlig einschränken müßten. Mit den rehabilitativen Maßnahmen soll ja gerade Schritt für Schritt erreicht werden, daß die

Patienten trotz ihrer Beeinträchtigungen am gesellschaftlichen Leben teilnehmen können.

„Das war für mich eine große Überwindung, meinen Mann alleine zum Krankenhaus fahren zu lassen. Ich bin 14 Tage mitgefahren, da hab ich gesehen, er schafft das. Denn wie soll er sonst selbständiger werden? Er hat ja zu Hause vor der Reha nicht einmal mehr die Semmeln geholt. Sicher, es ist eine Straße da, da ist keine Ampel, aber ich kann doch nicht immer dort stehen, das geht doch nicht. Und jetzt funktioniert es ja, daß er einkaufen geht."

epileptische Anfälle

Ein weiterer Anlaß zur Sorge sind epileptische Anfälle, die bei manchen Patienten nach einer Hirnschädigung auftreten können.

„Ich habe auch Angst, wenn mein Mann geht. Er hat auch Anfälle gehabt, aber Gott sei Dank schon längere Zeit keinen mehr. Aber ich kann nicht ständig hinter ihm gehn. Wenn er jetzt umfällt, ich kann's nicht ändern. Da müßt' ich ja nur noch für ihn dasein."

Besprechen Sie die Thematik epileptischer Anfälle eingehend mit dem behandelnden Arzt. Circa ein Prozent der Bevölkerung ist von dieser Erkrankung betroffen, ohne aber einen selbständigen Lebensstil völlig aufgeben zu müssen (im Literaturverzeichnis finden Sie einen kleinen Ratgeber zu diesem Thema). Sicherlich besteht die Sorge, daß die oder der Betroffene unbeaufsichtigt einen Anfall erleidet. Daraus entsteht das gutgemeinte Bemühen einer möglichst lückenlosen Überwachung. Dem ist entgegenzuhalten, daß sich die Patienten bei einem Anfall in der Regel nicht schwer verletzen und eine Begleitperson auch nicht viel abwenden kann. Es ist daher zu überlegen, ob die dauernde Beobachtung die Risiken tatsächlich vermindert oder nicht vielmehr gerade in psychologischer Hinsicht von Schaden ist.

„Ich hab' mich lange gesträubt, unseren Sohn alleine mit den Zug fahren zu lassen, weil er auch anfallgefährdet ist. Ich wollte ihn am Wochenende von der Reha immer mit dem Auto abholen. Da hat der Therapeut auf mich eingeredet, ob es den sicherer wäre, wenn mein Sohn im Auto neben mir auf der Autobahn einen Anfall kriegt. Und ob ich denn auf der Strecke jedes Krankenhaus kenne, wo ich dann sofort hinfahren kann. Wenn es denn passiert, wäre da der Notarzt an der nächsten Bahnstation nicht besser? Das hab' ich dann schon eingesehen."

Jedes Lernen, gerade wenn es darum geht, etwas Neues immer wieder auszuprobieren, das auch schiefgehen kann, bleibt mühsam und ist ohne ausreichende Motivation kaum durchzuhalten. In unseren Angehörigentreffen wurde in diesem Zusammenhang immer wieder das Thema „Hoffnung" erörtert.

Hoffnung

„Ich meine, daß man nie jemand den Mut nehmen darf. Das ist das schlimmste, wenn jemand keine Perspektive hat – egal, wie schlimm jemand dran ist. Und Hoffnung ist doch das, was einen am Leben hält."

„Mein Sohn meint, er wird wieder vollkommen gesund, und das ist das Hauptproblem. Das geht seit fünf Jahren so. Er hofft, er wird wieder der alte, und dazwischen gibt's nichts für ihn. Das ist das Problem, daß er kleine Schritte nicht akzeptiert. Ich sag' ihm dann: „Du kannst wenigstens wieder gehen, der andere braucht noch den Rollstuhl." Aber er sieht nur seine Probleme, mit den Händen und mit dem Sprechen. Momentan kapselt er sich wieder völlig ab, macht nichts und will niemanden sehen, weil er meint, er wird wieder gesund, und erst dann geht's wieder auf. Selbst an's Telefon geht er nicht mehr, nur weil einer ihn nicht gleich verstanden hat. Selbst die Ärzte haben gesagt: „Du mußt das akzeptieren." Aber da will er nichts wissen. „Die haben ja keine Ahnung" und:

„Denen zeig' ich es! Die werden schauen!" So redet er dann."

Auch bei der Frage, wann die Aufrechterhaltung der Hoffnung förderlich und wann sie der weiteren Entwicklung hinderlich ist, gibt es keine klaren allgemeinen Antworten. Auch die professionellen Helfer stehen immer vor einer schwierigen Entscheidung. Einerseits ist es notwendig, eine realistische Einsicht der Patienten in ihr Leistungspotential zu fördern, mit der Gefahr, sie dadurch zu entmutigen. Andererseits ist es für den Therapieverlauf wichtig, die Stimmung zu stabilisieren und die Motivation zu erhalten, so daß mancher Hoffung nicht widersprochen wird, auch wenn sie eher unbegründet ist. Dies ist und bleibt für alle Beteiligten eine Gratwanderung, und es hängt von der jeweiligen Verfassung des Patienten ab, welche Richtung man einschlägt. In manchen Situationen wird man auch falsch reagieren; dies wird sich bei einem solch diffizilen Problem nicht vermeiden lassen.

„Die Hoffnung, auf die muß man bauen. Man muß sagen, irgendwo geht es weiter, es muß weitergehen. Man muß schauen, daß man auf irgendeine Art und Weise wieder die Kraft bekommt, und wenn man, was wir schon oft besprochen haben, irgendwo Hilfe bezieht oder etwas macht, um wieder zu sich zu finden. Man muß alle Möglichkeiten nutzen."

nicht alle Möglichkeiten werden genutzt

Unserer Erfahrung nach werden aber in vielen Familien längst nicht alle Möglichkeiten genutzt. Zwar muß man realistisch sehen, daß vieles nach einer Hirnschädigung nicht mehr möglich ist. Das genaue Ausmaß der Veränderungen bleibt aber lange Zeit ungewiß und ist individuell verschieden. Trotz diverser Einschränkungen möchten wir Sie ermutigen, nach Alternativen zu suchen und diese zu entwickeln.

„Der Zirkus zum Beispiel ist etwas ganz Großartiges, weil da gerade zeitlich kurze Dinge passieren, speziell jetzt für Menschen, die Probleme mit dem Gedächtnis haben. Da kann man vieles sehen, da passiert immer etwas, das zwar fordert, aber nicht überfordert, weil da braucht man sich keine lange Handlung merken, wie beispielsweise bei einem Spielfilm. Und was ich eben jetzt noch rausbekommen hab': Wenn jemand Probleme mit dem Gedächtnis hat, da ist ja das Lesen schwierig, aber ich hab' jetzt so ein Witzebuch gekauft. Die Witze sind ja meistens nicht lang, die liest mein Mann, und da hör ich ihn auch oft ein bißchen lachen. Darauf gekommen bin ich über eine Valentin-Kassette. Also Valentin oder Polt oder Loriot. Heinz Erhardt, das ist auch sehr gut, weil es noch aus der Erinnerung da ist. Solche Dinge kommen gut an, oder Märchen. Ich bin da auf der Suche, es gibt da Märchen für Erwachsene, die sind mit Musik untermalt und wunderschön. Ich hab leider nur zwei auf einer Kassette, die ich geschenkt bekommen habe. Also, das ist sowas Schönes, die hört er sich unwahrscheinlich gern an."

„Oder Musik, also grad' eben Konzerte. Gerade bei Menschen, die Schwierigkeiten mit der Sprache haben, da sollte man sich doch auf die anderen Fähigkeiten konzentrieren."

„Ich denke, wir haben alle diese Fähigkeiten, nur sind diese leider unterentwickelt, zumindestens werden sie vernachlässigt. Das ist schade, daß man einem Menschen, dem sprachliche oder analytische Fähigkeiten abgehen, daß man unbedingt die aus ihm rauskitzeln will, obwohl sie doch vielleicht gerade auf einer anderen Ebene – Musik, Tanz oder auch Bilder – mit anderen kommunizieren könnten. Es gibt halt verschiedene Kanäle. Und das ist vielleicht auch was für die Angehörigen, daß sie daran denken, daß es nicht nur die Sprache gibt."

Die große Gefahr besteht darin, daß die Patienten und die Angehörigen ein bestimmtes Ziel unbedingt erreichen wollen und dabei nur dies im Auge haben. Man kann sich damit aber auch in eine Sackgasse verrennen, wenn man sich darauf versteift. Selbstverständlich braucht es viel Kraft und auch Mut, den momentanen Zustand hinzunehmen und nach neuen Wegen zu suchen, die den aktuellen Möglichkeiten entsprechen. Hierbei ist es immer sinnvoll, auf dem aufzubauen, was sich bis dato als machbar erwiesen hat.

Vorsicht vor Sackgassen!

„Ich hab' das auch schon im Krankenhaus gemerkt, immer wenn ich meinem Mann Kopfhörer aufgesetzt und Musikcassetten mitgebracht habe, daß ihm das irgendwie eine Entspannung gab. Ich habe das Gefühl gehabt, daß das ihm guttut. Und dann habe ich das eben weiter ausgebaut: hab' mal versucht, in Konzerte zu gehen. Das hat er mit Sicherheit nicht so realisiert. Er hat immer gesagt: „Das ist schön" und war auch ruhig. Das hat damals die Frau S. so fasziniert, daß der ein ganzes Konzert hindurch sitzengeblieben ist. Da bleibt er sitzen, aber sonst war er immer eigentlich auf Achse. Also, mir tut Musik gut und auch die Atmosphäre, die da herrscht. Ein schöner Saal vielleicht und eben mal aus dem Alltagstrott raus, eine festliche Atmosphäre, mal was Besonderes."

Eine der größten Herausforderungen ist es für viele, wieder in die Öffentlichkeit zu gehen. Die Angehörigen spüren genauso oder manchmal noch deutlicher, welche Vorbehalte und welches Unverständnis in unserer Gesellschaft behinderten Menschen gegenüber bestehen. Man weiß nie so genau, wie die anderen reagieren, wenn sich auch manche Befürchtungen als unbegründet erweisen. Über schlechte Erfahrungen berichten allerdings häufig Patienten, deren Behinderungen nicht so offensichtlich sind wie etwa bei Querschnittgelähmten. Ein unsicherer Gang oder eine verwaschenen Sprache z.B. werden als Betrunkensein an-

in die Öffentlichkeit gehen

gesehen. Es ist ganz verständlich, wenn eine gewisse Scheu überwiegt und man sich zunächst abwartend verhält. Einige Teilnehmer unserer Angehörigengruppe sind aber das Wagnis eingegangen.

„Grad' beim Tanzen. Da sind Bewegungen wie früher gekommen und der Gesichtausdruck, der Spaß am Tanzen ist plötzlich hervorgekommen, nicht immer, halt nur manchmal, wenn vielleicht eine Musik gekommen ist, die ihm gut gefallen hat. Voriges Jahr sind wir eine Zeitlang jeden Sonntagnachmittag zum Tanzen gegangen, so zehnmal hintereinander."

„Und wo sind Sie da tanzen gegangen?"

„Da hab' ich lange gesucht. In E. draußen, hab' ich zufällig mal entdeckt, daß in einem Lokal jeden Sonntagnachmittag Tanztee ist. Das geht von 3 bis um 8 Uhr. Es ist schön, da ist so eine Zweier-Band, und das Publikum ist eigentlich total gemischt, also von jüngeren Leuten bis zu 60jährigen, auch Kinder sind da, die auf der Tanzfläche sind. Es ist ganz unproblematisch. Und ich muß sagen, wir sind auch von den Leuten sehr gut akzeptiert worden. Da hat man so richtig gesehen, daß die Leute sich gefreut haben, daß das wieder bessergegangen ist. Wir sind dann auch schon begrüßt worden, wenn wir gekommen sind, man ist also nicht als Störfaktor aufgenommen worden, sondern die haben sich gefreut, daß mein Mann wieder ein bißchen besser hat tanzen können."

„Das finde ich wirklich auch mutig von Ihnen, daß Sie sowas suchen und es dann auch verfolgen."

„Also, ich hab' das abgelehnt, schon ziemlich lange, daß man sich, wie anfangs, schämt, also mittlerweile ist mir das so gleich. Das ist mein Mann, und ich steh' zu ihm und ich geh' da hin – aus!"

Ermutigung für Neues

Für die Teilnehmer unserer Angehörigentreffen war es ermutigend zu sehen, daß manche Dinge, die man nicht mehr für realisierbar gehalten hat, von anderen Teilnehmern mit Erfolg wieder in Angriff genommen wurden, beispielsweise das Reisen:

Reisen

„Unser Sohn hat sich ja immer schon gewünscht, daß er da mal nach Amerika 'rüber darf, also zu seinen Cousinen. Und ich hab' gemerkt, die Reise mit allem drum und dran, das war wie ein Schub für ihn. Das haben auch andere gesagt, als wir wieder daheim waren. Ja, es ist alles sehr gut gegangen mit ihm und es ist in Amerika alles sehr vorbildlich für Behinderte, da war ich überrascht. Er hat ja überall hinkönnen mit dem Rollstuhl, in jedes Lokal, und alle waren sehr hilfsbereit, in den Hotels und sonst."

„Und wie ging das mit dem Flug?"

„Ich hab das schon im Reisebüro gesagt, daß wir mit dem Rollstuhl dabei sind. Und von den Flugesellschaften, da waren immer sofort welche da, die haben den Rollstuhl reingetan, und wir haben immer als erste reindürfen, und beim Rausgehen haben die gesagt, wir sollen ein bißchen sitzen bleiben, bis die Leute raus sind, dann sind sie mit uns durch den Zoll und alles war organisiert, also ich würde jederzeit wieder mit ihm wegfahren."

Natürlich müssen für eine Reise unter den gegebenen Umständen mehr Vorbereitungen getroffen werden. Hinweisen möchten wir an dieser Stelle auf Reiseveranstalter, die sich auf den Urlaub von Menschen mit Behinderungen spezialisiert haben (siehe Adressen am Ende dieses Buches).

Vorbereitungen sind nötig

„Mal in Urlaub fahren, das tut allen gut. Sicherlich, es ist ein anderer Urlaub als vorher. Man muß planen und organisieren. Die erste Stufe ist ohnehin, daß man viel ändert, das gilt für den Urlaub genauso. Ich mein', dann fährt

man halt in der Nachsaison, man nimmt halt ein Hotel und keine Ferienwohnung mehr, man geht in eine ruhigere Gegend, man stellt sich halt anders ein. Auch hab' ich mich bei Bekannten über geeignete Urlaubsorte und Unterkunftsmöglichkeiten informiert. Ich denk', es gibt nicht nur ein rechts oder links, ein schwarz-weiß, sondern auch etwas dazwischen.“

Wohnungswechsel

Neue Handlungsmöglichkeiten kann man auch durch eine Änderung der Lebensumwelt gewinnen, wie folgende Schilderung zeigt.

„Wir haben unsere Wohnung gewechselt, und zwar sind wir in ein kleines Ladenzentrum umgezogen. Meine Frau kann hier rausgehen, im Gegensatz zu diesem Reihenhaus, das wie ein Gefängnis war. Sie hat die Möglichkeit, in ein Geschäft zu gehen, sich z.B. Semmeln holen zu können. Auf jeden Fall hat sie mehr Möglichkeiten als in dieser Reihenhaussiedlung, wo alle Geschäfte so weit weg waren.“

Die Themen Reisen und Wohnungswechsel sollen stellvertretend für eine Reihe anderer Lebensbereiche stehen. Vieles wird nach dem Ereignis der Hirnschädigung als durch die Umstände erzwungene Einengung erlebt; vieles bleibt außerhalb der Kontrollmöglichkeiten der Betroffenen. Es ist unser Anliegen, Ihnen durch dieses Buch Anregungen zu geben, wieder die Initiative zu ergreifen und damit mehr Einfluß auf die Gestaltung ihres Leben zu gewinnen. Und dies kann auch als Neuanfang erlebt werden.

Neuanfang

„Wir haben bei diesen Treffen gesehen, was das alles für alltägliche Geschichten sind und welche Probleme auf uns zukommen und wie schwierig das alles ist. Aber dies sind auch Chancen, auch für eine Partnerschaft. Bestimmte Dinge kann man wieder neu sehen, die man vorher gar nicht mehr gesehen hat. Deswegen ist es ungemein wichtig, dort weiterzumachen, wo es wieder klappt. Das ist eine absolut

positive Möglichkeit für einen Neuanfang. Sicher, vieles ist nicht so wie es vorher war, vieles hat sich verändert. Aber es ist ein Neuanfang, im Schlechten wie auch im Guten.“

Informationsbroschüren und Lese-Empfehlungen

„Praktischer Ratgeber Schlaganfall"

Diese Broschüre wird vom Bundesministerium für Gesundheit herausgegeben und kann kostenlos bezogen werden (Bundesministerium für Gesundheit, Broschürenstelle, 53108 Bonn, Tel. 0228/9411644). Das Heft enthält viele praktische Tips für die häusliche Pflege und die Hilfsmittelversorgung im Alltag, ebenso weitere Lese-Empfehlungen zum Thema Schlaganfall.

„Das schwere Schädel-Hirn-Trauma. Ein kurzer Ratgeber für Angehörige"

Zu beziehen ist dieses Heft vom Kuratorium ZNS (siehe Adressenverzeichnis). Es enthält Informationen über Schädel-Hirn-Verletzungen und über die anschließende Behandlung auf der Intensivstation, dazu Erläuterung wichtiger Fachbegriffe und Adressen.

„Behandlung von Schlaganfallpatienten und Schädel-Hirn-Verletzten"

Diese Broschüre ist beim Bayerischen Staatsministerium für Arbeit, Familie und Sozialordnung erhältlich. Neben medizinischen Informationen sind die Adressen von Rehabilitationseinrichtungen in Bayern aufgeführt.

„Die Rechte behinderter Menschen und ihrer Angehörigen"

Diese Broschüre ist von der Bundesarbeitsgemeinschaft Hilfe für Behinderte e.V. (siehe Adressenverzeichnis) zu beziehen. Sie enthält auf verständliche Art und Weise eine Einführung in die rechtliche Thematik, zudem einen Literaturdienst und nützliche Adressen von verschiedenen Verbänden im Sozialbereich.

„Aphasie" (Teil II: Praxis der Behindertenarbeit, Heft 40)

Dieser Ratgeber aus der Reihe: „Kommunikation zwischen Partnern" ist ebenfalls von der Bundesarbeitsgemeinschaft Hilfe für Behinderte e.V. (siehe Adressenverzeichnis) zu beziehen.

Ausführlicher als in in diesen Broschüren, aber trotzdem verständlich, sind die Folgen von Verletzungen und Erkrankungen des Gehirns sowie deren Behandlung und Rehabilitation in folgenden Büchern dargestellt:

„Schädel-Hirn-Verletzungen" von Dorothy Gronwall, Philip Wrightson und Peter Waddell
(Spektrum Akademischer Verlag, Heidelberg 1993)

„Neuropsychologische Störungen und ihre Rehabilitation" von Mario Prosiegel
(Pflaum-Verlag, München 1991)

Für anfallgefährdete Patienten und deren Angehörige ist folgender Ratgeber hilfreich:

„Epilepsien: Fragen und Antworten" von Dieter Schmidt
(W. Zuckschwerdt Verlag, München 1988)

Die speziellen Probleme hirnverletzter Jugendlicher haben wir mit Gruppen von ehemaligen Patienten diskutiert und in einem Bericht zusammengefaßt:

„Warum hat mir das niemand vorher gesagt? Erfahrungen jugendlicher Patienten mit Hirnverletzungen" von Ursula Schneider, Gunver Weishaupt und Norbert Mai
(EKN-Materialien für die Rehabilitation, Verlag borgmann publishing, Dortmund 1993)

Informationsstellen und Hilfsorganisationen

„Schädel-Hirn-Patienten in Not e.V."
1. Vorsitzender: Armin Nentwig
Bayreuther Straße 33
92224 Amberg
Tel. 09621/63666
Notruftelefon (Tag und Nacht erreichbar): Tel. 09621/64800
(Durch Abonnement der Zeitschrift „Not" sind weitere sehr nützliche Informationen über regionale Kontaktstellen zu erhalten)

Kuratorium ZNS für Unfallverletzte mit Schäden des zentralen Nervensystems
Humboldtstraße 30
53115 Bonn
Tel. 028/631153; Fax 028/630397

Bund Deutscher Hirnbeschädigter
Humboldtstraße 32
53115 Bonn
Tel. 028/651012; Fax 028/693914

Bundesselbsthilfeverband Schlaganfallbetroffener und gleichartig Behinderter (BSB) e.V.
Altenessener Str. 392
45329 Essen
Tel. 0201/350021

CERES - Verein zur Hilfe für Cerebralgeschädigte
Steinlachallee 14
72072 Tübingen
Tel. 07071/71332

Interessengemeinschaft Frührehabilitation für Hirnverletzte e.V.
Guttenbergstr. 16
96151 Breitbrunn
Tel. 09536/491

Bundesarbeitsgemeinschaft Hilfe für Behinderte e.V.
Kirchfeldstr. 149
40215 Düsseldorf
Tel. 0211/310060; Fax 0211/3100648

Deutsche Parkinson Vereinigung - Bundesverband e.V.
Moselstr. 31
41464 Neuss
Tel. 02131/41016717; Fax 02131/45445

Bundesverband für die Rehabilitation der Aphasiker e.V.
Georgstr. 9
50389 Wesseling
Tel. 02236/46698; Fax 02236/83176

Deutsche Alzheimer Gesellschaft e.V.
Mauerkircherstr. 21
81679 München
Tel. 089/986623

Bundesarbeitsgemeinschaft für Rehabilitation
Walter-Kolb-Str. 9-11
60594 Frankfurt
Tel. 069/6050180

Deutsche Vereinigung für die Rehabilitation Behinderter e.V.
Friedrich-Ebert-Allee 9
69117 Heidelberg
Tel. 06221/25485

Stiftung für Bildung und Behindertenförderung
Leonberger Str. 220
70199 Stuttgart
Tel. 0711/6492417

VIF - Verein Integrationsförderung
Klenzestr. 57c
80469 München
Tel. 089/2015466

Dachverband Psychosozialer Hilfsvereinigungen e.V.
Thomas-Mann-Str. 49a
53111 Bonn
Tel. 0228/632646; Fax 0228/691759

Malteser-Telefon (bundesweiter sozialer Infodienst)
Goltsteinstr. 89
50968 Köln
Tel. 0221/341011

SEKIS - Selbsthilfe Kontakt- und Informationsstelle des Paritätischen Wohlfahrtsverbandes
Lotharstr. 95
53115 Bonn
Tel. 0228/9145917

KISS - Kontakt- und Informationsstelle für Selbsthilfegruppen
Gaußstraße 21
22765 Hamburg
Tel. 040/395767

Nationale Kontakt- und Informationsstelle zur Anregung und Unterstützung von Selbsthilfegruppen (Nakos)
Albrecht-Achilles-Str. 65
10709 Berlin 31
Tel. 030/8914019; Fax 030/8934014

Regionale Adressen

Mutabor e.V.
Ambulante Intensiv-Förderung für Menschen mit erworbenen Hirnschäden
Margot Wingruber
Ickstattstraße 7
80469 München
Tel. 089/2022211

Stiftung Pfennigparade: REVERSY - Rehabilitationszentrum für hirnverletzte Unfallopfer
Barlachstraße 24-38
80804 München
Tel. 089/306160; Fax 089/30616484

Gemeinnützige Gesellschaft zur medizinisch-therapeutischen Rehabilitation und Pflege Schädelhirnverletzter in Baden-Württemberg
Postfach 400 665
70407 Stuttgart
Tel. 0711/8264577

Volkshochschulen bieten Programme für Behinderte, auch gemeinsam mit Nichtbehinderten.
In München:
Münchner Volkshochschule
Barlachstr. 26
80804 München
Tel. 089/302008

Reisen für Behinderte

BSK-Reisedienst
Altkrautheimer Str. 17
74238 Krautheim
Tel. 06294/680

Bundesarbeitsgemeinschaft des Clubs Behinderter und ihrer Freunde e.V.
Eupener Str. 5
55131 Mainz
Tel. 06131/225514

Hilfe für Verkehrunfallopfer

dignitas
Angelica Oidtmann
Friedlandstr. 6
41747 Viersen
Tel. 02162/20032; Fax 02162/352312

EKN-Materialien für die Rehabilitation

Herausgeber: Entwicklungsgruppe Klinische Neuropsychologie der Abteilung für Neuropsychologie am Städtischen Krankenhaus München-Bogenhausen

Band 1: *Wolfram Ziegler / Marion Jaeger*

Materialien zur Sprechapraxietherapie

Die *Materialien zur Sprechapraxie-Therapie* bieten eine Sammlung von Wortlisten für die Übungsbehandlung sprechapraktischer Patienten. Die Wortlisten sind nach Silbenzahl und phonologischer Komplexität sowie nach sprechmotorischen Kriterien organisiert. Das umfangreiche, etwa 2400 ein- bis viersilbige Wörter umfassende Material wird durch theoretische Erläuterungen und durch einen kurzen Verwendungsleitfaden eingeführt.

◆ 1993, 40 S., Format DIN A 4, geh
ISBN 3-86145-046-1 **Bestell-Nr. 8511, DM 29,80**

Band 2: *Udo Münßinger / Georg Kerkhoff*

Therapiematerial zur Behandlung visuell-räumlicher und räumlich-konstruktiver Störungen

Das vorliegende Therapiematerial ist für Patienten mit mittelschweren Störungen entwickelt worden. Es enthält 350 schwarzweiße Tangram-Vorlagen mit variablem Schwierigkeitsgrad. Es eignet sich sowohl zur Einzelbehandlung als auch zur Behandlung in Kleingruppen bis zu 4 Patienten.

Das Training mit diesem Material führt zur Verbesserung elementarer visuell-räumlicher Wahrnehmungsdefizite, räumlich-konstruktiver Störungen sowie Störungen des visuell-räumlichen Gedächtnisses bei hirngeschädigten Patienten.

◆ 1993, Handbuch 52 S., 348 DIN A 4-Seiten Material, 2 Formular-Kopiervorlagen, im Ordner,
ISBN 3-86145-047-X **Bestell-Nr. 8512, DM 128,00**

Band 3: *Dolores Claros Salinas*

Texte verstehen

Materialien für Diagnostik und Therapie

Dies ist eine Sammlung unterschiedlicher Sachtexte mit Textverständnisaufgaben, die nach textlinguistischen Kriterien entwickelt wurden. Die Texte und Aufgaben sind entstanden als Arbeitsmaterial für die sprachlich-kognitive Rehabilitation und dienen der Überprüfung und Übung komplexer Sprachverarbeitung.

◆ 1993, Grundausgabe: Manual 24 S. und Material (4 Blocks à 53 Blatt), ISBN 3-86145-048-8 **Bestell-Nr. 8513, DM 69,80**

Einzelner Materialblock zum Nachkaufen:
◆ ISBN 3-86145-054-2 **Bestell-Nr. 8515, DM 17,80**

Band 4: *Ursula Schneider / Gunver Weishaupt / Norbert Mai*

Warum hat mir das niemand vorher gesagt?

Erfahrungen jugendlicher Patienten mit Hirnverletzungen

Dieser Ratgeber richtet sich in erster Linie an jüngere Patienten und alle Personen, die mit ihnen Kontakt haben. Es geht nicht um die Vermittlung von medizinischem Fachwissen, sondern um die ganz alltäglichen Probleme, mit denen die meisten Patienten nach der Entlassung aus der Klinik zu tun haben.

◆ 1993, 96 Seiten, Format DIN A 4, br
ISBN 3-86145-055-0 **Bestell-Nr. 8516, DM 29,80**

Band 5: *Heidrun Schröter-Morasch*

Anamnesebogen zur klinischen Erfassung von Schluckstörungen nach Hirnverletzungen

– Manual

◆ 1994, 28 S., Format DIN A4, geh
ISBN 3-86145-067-4 **Bestell-Nr. 8517, DM 19,80**

Band 5a / 5b

– Fragebögen

• Verlauf, Status, Empfehlungen (5a), 2 Seiten A4
• Patientenbefragung (5b), 4 Seiten A4

◆ 5a/5b nur zusammen als Satz zu je 10 Stück erhältlich:
Bestell-Nr. 8532, DM 19,80

Band 6: *Joachim Hermsdörfer / Norbert Mai / Gudrun Rudroff / Monika Münßinger*

Untersuchung zerebraler Handfunktionsstörungen

Ein Vorschlag zur standardisierten Durchführung

– Manual

◆ 1994, 44 S., Format DIN A4, geh
ISBN 3-86145-068-2 **Bestell-Nr. 8518, DM 29,80**

Band 6a

– Untersuchungsbogen

◆ 1994, 8 S., Format DIN A4, geh, Satz à 10 Stück,
Bestell-Nr. 8531, DM 19,80

Band 7: *Elisabeth Stögerer / Georg Kerkhoff*

Behandlung von Störungen des beidäugigen Sehens (Fusion, Stereosehen) bei hirngeschädigten Patienten

Ein Therapieleitfaden

Der Therapieleitfaden beschreibt ein leicht durchzuführendes und effektives Behandlungskonzept für Patienten mit Störungen des beidäugigen Sehens (Fusion, Stereoskopisches Sehen) infolge Hirnschädigung. Es werden anhand konkreter Fallbeispiele verschiedene Behandlungsmethoden vorgestellt und mögliche Probleme während der Therapie diskutiert.

◆ Dez. 1995, 32 S., mit Formular-Kopiervorlage, Format DIN A4, geh, ISBN 3-86145-069-0 **Bestell-Nr. 8519, DM 19,80**

Band 8: *Norbert Mai / Christian Marquardt*

Schreibtraining in der neurologischen Rehabilitation

Störungen der Schreibbewegungen sind eine häufige Konsequenz einer Schädigung zerebraler Strukturen. Dies ist eine Anleitung zur Planung und Durchführung individueller Übungsprogramme. Sie informiert über die motorischen Grundlagen des Schreibens und vermittelt praktische Schritte zur Diagnostik und Modifikation der Schreibbewegung.

◆ August 1995, 80 S., Format DIN A4, geh
ISBN 3-86145-070-4 **Bestell-Nr. 8520, DM 35,00**

Band 9: *Udo Münßinger / Georg Kerkhoff*

Therapiematerial zur Behandlung visueller Explorationsstörungen

bei homonymen Gesichtsfeldausfällen und visuellem Neglect

◆ 1995, 260 Blatt Kopiervorlagen DIN A4, 8 Register, Handbuch 36 S. A5, im Ordner, ISBN 3-86145-071-2
Bestell-Nr. 8534,DM 98,00

Band 10: *Josef Pössl / Norbert Mai*

Rehabilitation im Alltag

Gespräche mit Angehörigen hirngeschädigter Patienten

◆ Mai1996, 168 S., Format 16x23cm, br, ISBN 3-86145-112-3
Bestell-Nr. 8542, DM 29,80

NEU ab 1.1.96: 48 Stunden Lieferservice – portofrei – durch:

borgmann publishing

Hohe Straße 39 • D - 44139 Dortmund
Tel.: (0180) 534 01 30
FAX (0180) 534 01 20